国家级继续医学教育项目教材

中华医学会医师培训工程（基层系列）

中国重症基层诊治流程

重症基层协作组　组织编写

主　编　隆　云

副主编　翟　茜　张丽娜　郑瑞强　胡　波　杨向红　陈敏英

编　者（以姓氏汉语拼音为序）

艾宇航　中南大学湘雅医院重症医学科

陈敏英　中山大学附属第一医院重症医学科

胡　波　武汉大学中南医院重症医学科

隆　云　北京协和医院重症医学科

彭志勇　武汉大学中南医院重症医学科

王洪亮　哈尔滨医科大学附属第二医院重症医学科

杨向红　浙江省人民医院重症医学科

尹海燕　广州红十字会医院重症医学科

虞文魁　南京大学医学院附属鼓楼医院重症医学科

翟　茜　山东大学齐鲁医院重症医学科

张　丹　重庆医科大学附属第一医院重症医学科

张丽娜　中南大学湘雅医院重症医学科

郑瑞强　江苏省苏北人民医院重症医学科

中华医学电子音像出版社

CHINESE MEDICAL MULTIMEDIA PRESS

北　京

图书在版编目（CIP）数据

中国重症基层诊治流程/隆云主编. —北京：中华医学电子音像出版社，2020.4
ISBN 978 - 7 - 83005 - 134 - 1

Ⅰ.①中…　Ⅱ.①隆…　Ⅲ.①险症－诊疗　Ⅳ.①R459.7

中国版本图书馆 CIP 数据核字（2020）第 060492 号

中国重症基层诊治流程

ZHONGGUO ZHONGZHENG JICENG ZHENZHI LIUCHENG

主　　编：隆　云
策划编辑：李军亮
责任编辑：卫　轲
校　　对：朱士军
责任印刷：李振坤
出版发行：中华医学电子音像出版社
通信地址：北京市西城区东河沿街 69 号中华医学会 610 室
邮　　编：100052
E - mail：cma-cmc@cma.org.cn
购书热线：010-51322675
经　　销：新华书店
印　　刷：廊坊市安次区团结印刷有限公司
开　　本：787mm×1092mm　1/16
印　　张：6.75
字　　数：110 千字
版　　次：2020 年 6 月第 1 版　2020 年 6 月第 1 次印刷
定　　价：69.00 元

内容提要

　　本书重点讲述了中国重症的常见病、多发病，如重症感染、重症休克、急性呼吸窘迫综合征、多发伤、连续性肾替代治疗，以及重症患者的镇痛、镇静与谵妄等的诊疗过程，包括疾病的诊断、治疗、评估及调整等，并配有诊疗流程图和经典病例的精准解析，同时结合视频进行解读和讲解，力求简明、实用，旨在进一步规范基层重症医师的诊疗行为，提高其临床诊治水平和能力。

前　言

前些年,我在中华医学会重症医学分会担任青年委员会副主任委员期间,负责重症医学基层行项目,期间多次跟随重症医学分会领导一起到部分偏远地区的医院开展学术交流,对当地医院重症医学科的建设和发展状况颇有感触。虽然重症医学的理念和技术发展迅速,但是重症医学科的建设和发展参差不齐,诊疗规范流程明显滞后,尤其是基层医院重症医学科还存在许多薄弱点,临床医生也有不少误区需要纠正,亟待规范,而且,这些地区交通不便,往往需要多次更换交通工具。在学术交流中,我们看到了基层医护人员学习的热情,也深刻感受到了他们对提升诊疗技术的渴望,但受时间、距离等客观条件限制,无法当面将需要传递的信息一一传达给每家需要的医院、每位渴求的医生。鉴于此,重症医学分会的领导提到是否可以针对基层医院制定一套标准的诊疗流程,以文字或影像的形式推广,以期提高重症医学基层行的效率,覆盖更多的医院,加快推进重症医学先进理念的普及,促进规范化发展,让更多的基层医生受益。受此启发,2017年初,我与当时重症医学分会的多名青年委员一起成立了"重症基层协作组",同期"重症进行时"项目启动。大家沟通协作,反复斟酌磋商,经过多次长时间讨论,形成了重症相关的几个流程初稿。之后的两年时间里,"重症基层协作组"在全国范围内进行了多达20场的巡讲,对流程进行解读,同时通过病例讨论的方式充分听取各级医院、各年资医生的意见与建议。我们结合国际、国内最新进展,不断对初稿进行更新和完善,最终形成休克、重症感染、低氧性呼吸衰竭、镇痛镇静等多项诊疗流程。为方便临床医生参考查阅,将上述流程整合成书。

本书内容除包括诊疗流程外,还有各流程主要起草者的视频讲解,务求更加详尽、具体、生动。此外,制定流程的初衷是为了规范临床诊疗行为,并保证临床实践落地,故每个流程都紧跟一个典型的临床模拟病例实战,每个病例也配有一个视频讲解,读者必会加深对流程的理解。

本书的完成历经两个寒暑,感谢中华医学会重症医学分会各位领导在编写过程中的悉心指导!感谢辛勤付出的青年委员小伙伴们的头脑风暴、思维碰撞!感谢广大一线医生们的默默支持!共祝重症医学的明天更美好!

北京协和医院重症医学科　隆　云

目 录

第1章

重症感染诊治流程

第一节 诊治流程（含解读视频）

扫描二维码
观看解读视频

感染在重症患者中发病率较高，是重要的死亡原因之一[1]，但在重症感染的诊疗过程中，临床医师仍存在较多误区，例如，忽视炎症与感染的鉴别诊断，不加区分地给予抗生素治疗；忽视感染部位筛查及病原学送检，一套抗感染方案应用于所有患者；忽视临床症状体征，简单地将病原学结果作为"金标准"；更常见的是，完全照搬指南意见，或将重症感染与耐药菌感染混为一谈，导致不必要的抗生素暴露，增加了细菌耐药性的产生[2]。此外，感染的严重程度与致病菌的耐药性完全是2个概念，重症感染并不能和耐药菌感染"划等号"，因此，重症感染患者并不意味着必须使用广谱抗生素。制定本流程的目的在于规范重症感染的诊疗过程，从明确感染严重程度、确定感染部位入手，逐层推进，提倡感染部位导向的抗感染治疗，并遵循药代动力学/药效学（pharmacokinetics/pharmacodynamics，PK/PD）理论，规范应用抗生素，结合临床反应及前降钙素原等辅助检查结果评估抗感染治疗效果，形成"诊断-治疗-评估-调整"密不可分的闭环模式，以期提升感染治愈率、降低病死率，同时减少细菌耐药性的产生。流程分为两部分：初始经验性抗感染流程和抗感染方案评估流程。

一、初始经验性抗感染流程

（一）判断是否重症感染

对于重症患者而言，无论感染本身的严重程度如何，只要存在远隔脏器功能损害，就认为是重症感染。本流程中重症感染的界定标准借鉴了 2016 年公布的脓毒症（sepsis）3.0 指南[3]，即：当序贯性器官功能衰竭评分（sequential organ failure assessment，SOFA）的变化（ΔSOFA 评分）≥2 分时，可以认为感染患者出现了器官衰竭的急性变化，sepsis 3.0＝感染＋ΔSOFA≥2 分。感染性休克定义为在 sepsis 和充分液体复苏的基础上，采用血管升压药物才能使平均动脉压（mean arterial pressure，MAP）维持在 65 mmHg（1 mmHg＝0.133 kPa）以上，并且血乳酸水平＞2 mmol/L。收缩压（systolic blood pressure，SBP）≤100 mmHg、呼吸频率≥22 次/分、意识改变，这 3 个数据被称为快速序贯性器官性功能衰竭评分（quick SOFA，qSOFA），是最容易体现疑似感染患者不良预后的指标。

（二）筛查可疑感染部位

在应用抗感染药物前留取三大常规、血培养；立即抽血送检降钙素原（procalcitonin，PCT），并在 6～24 h 后复查。同时根据临床症状、体征进行可疑感染部位筛查。

当出现咳嗽、咳痰、喘憋、呼吸困难、肺部啰音时考虑肺部感染的可能性，秋冬季高度怀疑病毒感染的患者立即送检咽拭子进行病毒筛查；留取痰标本送检痰涂片，查革兰染色、抗酸染色、真菌镜检，同时送痰培养；有条件的医院可行支气管肺泡灌洗或保护性毛刷刷检；对于非粒细胞减少怀疑曲霉感染的患者应同时送检肺泡灌洗液半乳甘露聚糖（galactomannan，GM）试验[4]。可行胸部 X 线、CT 及超声等影像学检查协助诊断。大叶性肺炎主要见于肺炎链球菌；当大叶实变伴有叶间裂膨隆时，提示有克雷伯菌肺炎的可能；当病变表现为类似肺水肿改变时，应考虑病毒性肺炎或肺孢子菌肺炎；吸入性细菌性肺炎病灶多见于双肺下叶和近后背肺叶；病变累及上肺叶且为双侧时，非典型病原体与肺结核分枝杆菌相对多见；同时出现肺空洞及胸腔积液的社区获得性肺炎（community-acquired pneumonia，CAP）则可能为耐甲氧西林金黄色葡萄球菌（methicillin resistant *Staphylococcus aureus*，MRSA）肺炎和军团菌肺炎[5]。

当患者以弛张热、寒战、皮疹或瘀点等为首发表现时，需考虑血流感染的可能，应尽快行血液和（或）骨髓培养，由于有细菌生长是确诊血流感染的主要依据。规范采集血培养能提升血培养阳性率：体温超过 38 ℃应常规送检（当高度怀疑感染时，即使体温不高也应常规抽取血培养）；寒战和发热前 1 h 为采集血培养标本的最佳时机；采用抗菌药物前采集血培养标本；同时，采集双侧（不同部位）2 套（需氧、厌氧）血培养标本；采血量为每瓶不少于 5 ml，当采血量不能满足规定时，应首先满足需氧培养瓶的需要；采集后的血培养瓶应立即送往实验室（2 h 内），接种前后的血培养瓶均不得冷藏或冷冻。当怀疑导管相关的血流感染（catheter related blood stream infection，CRBSI）时：至少采取 2 套血培养，分别经外周静脉和导管无菌采取；2 套血培养阳性且为同一种细菌，如缺乏其他感染证据，提示可能为 CRBSI；2 套血培养阳性且为同一种细菌，并且来自导管的血培养检出阳性结果时间比外周静脉血培养早 120 min，提示为 CRBSI；2 套血培养阳性，且来自导管血培养的细菌数量至少 5 倍于外周静脉血培养的菌落形成单位（colony forming units，CFUs/ml），如缺乏其他感染证据，提示可能为 CRBSI（适用于手工定量血培养系统）；如仅导管血培养为阳性，不能定为 CRBSI，可能为寄生菌或污染；如仅外周静脉血培养为阳性，不能定为 CRBSI，但如培养结果为金黄色葡萄球菌或念珠菌属，在缺乏其他感染证据时，提示可能为 CRBSI。

若患者主诉尿频、尿急、尿痛，伴肾区叩击痛或昏迷患者存在尿浑浊等表现时，需考虑泌尿系统感染可能。此时先送检尿常规，若出现感染相关指标异常则需行中段尿培养。必要时给予泌尿系统超声、CT、X 线片。

如患者伴恶心呕吐、腹痛腹胀等表现，有压痛、反跳痛或腹膜刺激征，需明确是否存在腹腔感染。可对腹腔游离积液行细针穿刺活检或超声、CT 引导下穿刺送检涂片、培养；同时，重视胆道感染（如胆囊结石、胆管炎）标本送检；肠源性感染重视大便常规及大便革兰染色，评估球杆菌比例。腹腔影像学检查有助于腹腔感染诊断，如膈下游离气体提示腹部空腔脏器破裂；腹腔积液、气泡征提示感染；肝肾脓肿均有特征性影像学改变。

当患者出现头晕、头痛、意识改变等表现时，需做脑脊液检查以明确是否合并中枢神经系统感染，包括脑脊液常规、涂片、培养及特征性检查。颅脑影像学有时有辅助诊断的作用。

当怀疑特殊病原体感染时，行病原体的特征性送检；无条件行该项目检查的应迅速联系上级医院送检；甲型流感病毒可送咽拭子筛查；常见呼吸道病毒可抽取血清送检 IgM、IgG 或肺泡灌洗液送检核酸；真菌感染可送检血清（1,3）-β-D-葡聚糖（1-3-β-D Glucan，G）试验、GM 试验及肺泡灌洗液 GM 试验；卡氏肺孢菌可送检痰或肺泡灌洗液银染色。

如可明确感染部位，尽可能迅速寻找、诊断或除外需紧急进行感染源控制的特异性感染灶。如果可行，应在诊断后尽快进行干预[6]。需要控制感染源时，应采用创伤最小的有效干预，如脓肿经皮引流，而非外科引流。如果血管内通路装置可能是感染源，在建立新的血管通路后应尽快去除感染源，但当胰周坏死感染为潜在的感染源时，最好延迟实施确切性外科干预，直到胰腺存活组织与坏死组织有适当的分界。

(三)感染部位导向的初始抗生素选择

在获得有价值的病原学结果之前,初始抗生素的选择要以感染部位为导向,并综合考虑当地流行病学、宿主高危因素、疾病严重程度和病原学特点。继发性腹膜炎常见的致病菌以肠杆菌科细菌为主,因此,经验性抗生素必须覆盖上述细菌。对于秋冬季或存在疫区接触史及临床特征的成人及儿童社区获得性肺炎可行抗病毒治疗(奥司他韦或利巴韦林)。对于需要收入重症医学科(intensive care unit,ICU)的重症社区获得性肺炎患者,经验性抗生素也仅需应用二代头孢菌素联合呼吸道喹诺酮或大环内酯类抗生素以覆盖肺炎链球菌、流感嗜血杆菌、卡他莫拉菌和非典型病原体(嗜肺军团菌、肺炎支原体、肺炎衣原体)[7]。对于院内获得性肺炎等患者的抗生素选择,前期的抗感染方案应作为修正因子之一,结合当地流行病学,并考虑非发酵菌(如鲍曼不动杆菌、铜绿假单胞菌)、耐药肠杆菌(大肠埃希菌、肺炎克雷伯杆菌)及 MRSA 感染的可能性[8]。

(四)评估细菌耐药程度

对于近 90 d 内采用抗菌药物治疗、住院时间≥5 d、社区或医院科室中抗菌药物耐药率较高、伴有医院获得性肺炎(hospital acquired pneumonia,HAP)危险因素(如近 90 d 内住院时间≥2 d、居住于护理院或长期护理机构、家庭静脉输液治疗、30 d 内慢性透析、家庭创伤护理、家庭成员携带多重耐药菌)或接受免疫抑制性疾病或免疫抑制性治疗的患者需考虑耐药菌感染的可能。因此,在治疗这部分患者时,应覆盖常见的革兰阴性、阳性耐药菌,例如,非发酵菌(鲍曼不动杆菌、铜绿假单胞菌)、耐药肠杆菌(大肠埃希菌、肺炎克雷伯杆菌)及 MRSA。

(五)评估真菌感染风险

在 ICU 病房,念珠菌感染的发生率约为 17%,常见的感染部位为血流、泌尿系统、腹腔等;曲霉感染的概率为 1.4%,最常见的感染部位是肺部[9],因此,在决定抗感染方案时,另一个需要考虑的因素是患者是否存在侵袭性真菌感染的风险。侵袭性曲霉菌感染的宿主危险因素是免疫缺陷或抑制,或有确切的接触、吸入真菌孢子病史,典型的影像学表现为"肺部晕轮征""新月征"。念珠菌感染的宿主危险因素是念珠菌多部位定植和屏障破坏。2006 年发表的念珠菌评分[10]是一种简单有效的方法,该方法确定了念珠菌感染 4 项独立的危险因素:多病灶的念珠菌定植(1 分)、外科手术(1 分)、全胃肠外静脉营养(1 分)、严重感染(2 分),将每例患者所有危险系数相加,即得到该患者的分值。积分以 2.5 分为界值,当患者个体评分>2.5 分时确诊念珠菌感染的可能性是≤2.5 分的 7.75 倍。同时,结合患者的临床表现、影像学检查及可快速获得的真菌血清学、肺泡灌洗液检查,可以作出是否需同时抗真菌的判断。对于无唑类暴露或非唑类耐药念珠菌感染或血流动力学稳定的患者,氟康唑可作为经验性抗念珠菌感染的初始选择[11],而伏立康唑是曲霉感染的首选药物[4]。

(六)感染部位不明时的初始抗感染方案选择

对于少数部位不明、病原体不明的重症感染,初始抗感染方案必须覆盖所有可能的病原菌,包括革兰阳性菌和革兰阴性菌;存在真菌感染危险因素的患者需同时覆盖真菌。获得病原学结果后,尽快转入目标治疗。

(七)合理应用抗生素

确定初始治疗要选择的有效药物后,要及时应用:脓毒症患者在 1 h 内开始静脉应用抗生素[6]。给药方案遵循 PK/PD 理论:以青霉素类、头孢类、碳青霉烯类为代表的时间依赖抗生素,可通过增加单次给药剂量、增加给药频次和延长输注时间的方法提高临床疗效;以氨基糖苷类、氟喹诺酮类为代表的浓度依赖抗生素,可以通过提高药物浓度来提高临床疗效,但最高药物浓度(maximal concentration,C_{max})不能超过最低毒性剂量,尤其需要注意对于治疗窗比较窄的氨基糖苷类药物。此外,选择抗生素时要重视药物在感染部位的血药浓度;对于高龄、肝肾功能异常或正在接受肾替代治疗(renal replacement therapy,RRT)的患者注意调整剂量。

二、抗感染方案评估流程

(一)判断初始抗感染方案是否有效并进行调整

经验治疗后,最长 48～72 h 对初始抗感染方案进行评估;若检验科提前有预警,则随时对抗感染方案进行调整。应采用临床参数的系列评价来判断对初始经验性治疗有无反应,并对经验性治疗作出相应调整。临床好转通常发生在 48～72 h,在此期治疗间不应随意更改,除非出现迅速的临床恶化,在第 3 天根据临床参数可作出临床治疗无反应的判断:对培养阴性且发现明确非感染因素的患者停用抗生素;对临床症状改善且培养阳性的患者可以考虑转为目标治疗,若培养结果对目前方案不敏感,可维持现有方案继续进行 7～8 d 的抗生素治疗并再次评估;对于培养阳性而临床症状无改善的患者,若目前方案已覆盖致病菌,应重新评估;若目前方案未覆盖致病菌,转目标治疗。对于培养阴性而临床症状无改善的患者应重新进行评估。

确诊为铜绿假单胞菌肺炎时,建议采用联合治疗,联合治疗更可能避免不合适的和无效的治疗。如果分离出超广谱 β 内酰胺酶(extended spectrum β lactamase,ESBL)＋肠杆菌属,可选择酶抑制剂复合制剂,最具活性的制剂是碳青霉烯类。对甲氧西林敏感的金黄色葡萄球菌、凝固酶阴性葡萄球菌可选苯唑西林或氯唑西林,备选方案为头孢唑啉等第一代头孢菌素、头孢呋辛等第二代头孢菌素;对甲氧西林耐药的金黄色葡萄球菌、凝固酶阴性葡萄球菌可选糖肽类,备选方案为达托霉素;肠球菌属可选氨苄西林或青霉素＋氨基糖苷类,或糖肽类＋氨基糖苷类、利奈唑胺;肺炎链球菌宜选青霉素 G,可选阿莫西林、头孢唑啉、头孢呋辛。

(二)借助 PCT 等辅助检查结果指导抗感染疗程

对临床症状改善、患者反应良好、致病菌非多药耐药(multidrug pesistance,MDR)的肺部感染,疗程 7～10 d;对引流良好的腹腔感染,抗感染疗程应尽量缩短;对于血流感染、骨髓感染、中枢神经系统感染、心内膜炎等特殊部位感染,疗程应延长。如果对患者采用包含氨基糖苷类在内的联合治疗,在有良好临床反应的患者中使用 5～7 d 可以考虑停用氨基糖苷类;如初始抗生素治疗选择正确,且患者有良好的临床反应,感染的临床表现开始消退,致病菌非 MDR,可以将疗程缩短至 7 d;疗程需要延长的感染患者包括免疫缺陷患者、起始抗菌药治疗无效者、多药耐药菌感染者、复发风险高患者。血流感染患者疗程一般需用药至体温恢复正常后 7～10 d。复杂性血流感染全身使用抗菌药物 4～6 周。对确诊的念珠菌血症患者建议首次阴性血培养和临床症状及体征缓解后继续治疗 14 d;对疑似念珠菌血症的经验性治疗,疗程未确定,但若培养和(或)血清学检测显示阴性时则停药。可以参考前降钙素原等辅助检查结果指导抗感染疗程[12]。当 PCT＜0.1 ng/ml 时,可停用抗生素;当 PCT 0.1～0.5 ng/ml 时,可以停用抗生素,但需密切观察病情变化;当 PCT＞0.5 ng/ml 时,每日复查 PCT,当 PCT 下降超过 80% 或绝对值降至 0.5 ng/ml 时,可停用抗生素;若 PCT 居高不降,提示前期治疗失败,需寻找其他导致 PCT 升高的因素或重新启动评估。

三、诊治流程图

重症感染初始经验性抗感染诊治流程见图1-1;重症感染抗感染方案评估流程见图1-2。

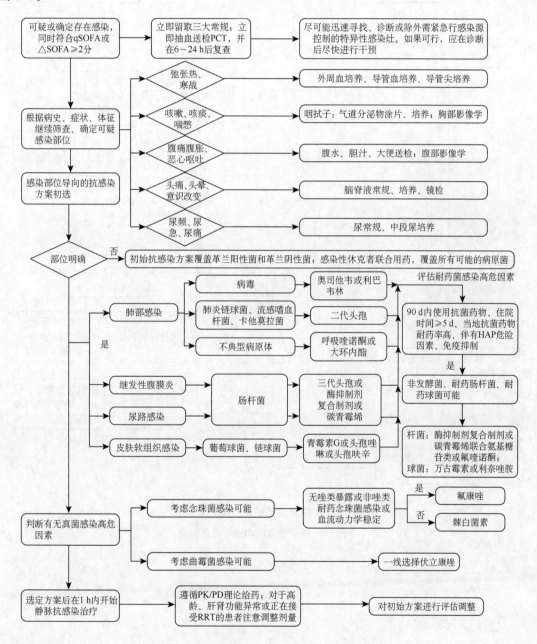

图1-1 重症感染初始经验性抗感染诊治流程

注:qSOFA. 快速序贯性器官衰竭评分;△SOFA. 序贯性器官衰竭评分;PK. 药代动力学;PD. 药效学;RRT. 肾替代治疗;PCT. 降钙素原;HAP. 医院获得性肺炎

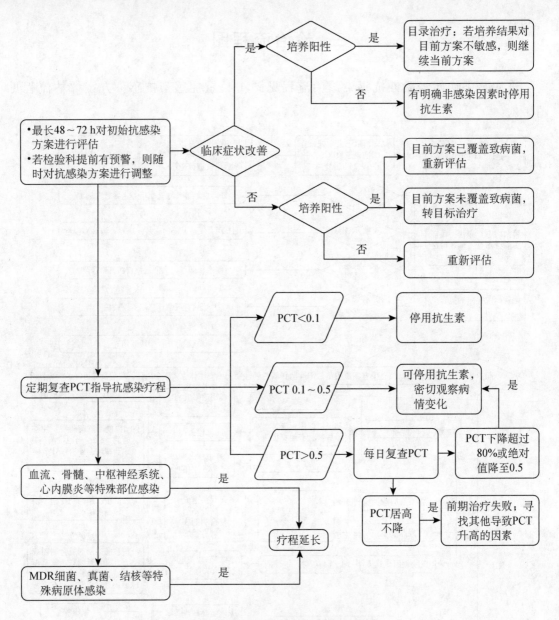

图 1-2 重症感染抗感染方案评估流程

注：PCT. 降钙素原；MDR. 多药耐药

参 考 文 献

[1] Kaukonen KM，Bailey M，Suzuki S，et al. Mortality related to severe sepsis and septic shock among criti-cally ill patients in Australia and New Zealand，2000-2012. JAMA，2014，311(13)：1308-1316.

[2] Dellinger RP，Levy MM，Rhodes A，et al. Surviving sepsis campaign：international guidelines for manage-

ment of severe sepsis and septic shock:2012. Crit Care Med,2013,41(2):580-637.

［3］ Singer M,Deutschman CS,Seymour CW,et al. The Third International Consensus Definitions for Sepsis and Septic Shock (Sepsis-3). JAMA,2016,315(8):801-810.

［4］ Patterson TF,Thompson GR 3rd,Denning DW,et al. Practice Guidelines for the Diagnosis and Management of Aspergillosis:2016 Update by the Infectious Diseases Society of America. Clin Infect Dis,2016, 63(4):e1-e60.

［5］ 发热伴肺部阴影鉴别诊断共识专家组.发热伴肺部阴影鉴别诊断专家共识.中华结核和呼吸杂志,2016, 39(3):169-176.

［6］ Rhodes A,Evans LE,Alhazzani W,et al. Surviving Sepsis Campaign:International Guidelines for Management of Sepsis and Septic Shock:2016. Intensive Care Med,2017,43(3):304-377.

［7］ 中华医学会呼吸病学分会.中国成人社区获得性肺炎诊断和治疗指南(2016 年版).中华结核和呼吸杂志,2016,39(4):253-280.

［8］ 中华医学会重症医学分会.呼吸机相关性肺炎诊断、预防和治疗指南(2013).中华内科杂志,2013,52(6):524-543.

［9］ Vincent JL,Rello J,Marshall J,et al. International study of the prevalence and outcomes of infection in intensive care units. JAMA,2009,302(21):2323-2329.

［10］ León C,Ruiz-Santana S,Saavedra P,et al. A bedside scoring system ("Candida score") for early antifungal treatment in nonneutropenic critically ill patients with Candida colonization. Crit Care Med,2006,34(3):730-737.

［11］ Pappas PG,Kauffman CA,Andes DR,et al. Clinical Practice Guideline for the Management of Candidiasis:2016 Update by the Infectious Diseases Society of America. Clin Infect Dis,2016,62(4):e1-e50.

［12］ Schuetz P,Albrich W,Mueller B. Procalcitonin for diagnosis of infection and guide to antibiotic decisions: past,present and future. BMC Med,2011,9:107.

第二节　经典病例与解析(含视频)

扫描二维码
观看视频

患者,男性,41 岁,因"外伤后呼吸困难、呼之不应 7 d,发热 6 d"由当地 ICU 转入我科。

患者 7 d 前遭遇车祸,于当地医院急行口插管并右侧胸腔闭式引流,机械通气;6 d 前出现意识不清,3 d 前行气管切开;1 d 前出现小时尿量减少、血压下降。患者体温进行性上升,入我院前达 40 ℃,曾先后应用头孢呋辛、头孢吡肟、哌拉西林他唑巴坦、利奈唑胺抗感染,呼吸困难进行性加重。入院病情评估:急性生理与慢性健康评分 Ⅱ(APACHE Ⅱ)40 分,SOFA 14 分。

入院体格检查:体温 40.3 ℃;血压 95/38 mmHg(去甲肾上腺素维持);呼吸频率 36 次/分;心率 148 次/分;格拉斯哥昏迷评分(GCS)3 分。颜面及胸腹多处皮肤擦伤,右侧颜面部肿胀严重,可见多处缝合线。无"熊猫眼征",双瞳孔等大等圆,对光反射弱。鼻、耳无液体流出。胸腹部触及广泛皮下气肿,右胸骨摩擦感,右侧锁骨中线第二肋间可见胸腔闭式管,引流出多量气体及浑浊液体;双侧呼吸动度对称,双肺呼吸音粗,闻及广泛湿啰音。心脏、腹部查体(-)。保留气管切开套管、尿管,无中心静脉导管、无有创动脉测压管。

入院时血气分析结果:pH 7.23,$PaCO_2$ 62 mmHg,PaO_2 73 mmHg,乳酸 3.2 mmol/L,BE -1.8 mmol/L。

入院诊断:①感染性休克;②呼吸衰竭(Ⅱ型);③急性肾损伤;④多发伤:颅底骨折、轴索损伤、多发肋骨骨折、右侧气胸、右侧脓胸、皮肤软组织损伤。

入院诊疗计划:①生命支持:呼吸支持、循环支持;②抗感染:留取可疑部位病原学、经验性应用抗菌药物;③脏器保护:肾替代治疗、肠内营养;④积极处理原发病:胸腔引流、神经功能支持;⑤维持内环境稳定:维持胶体渗透压,水、电解质和酸碱平衡;⑥防治并发症:防止深静脉血栓形成、肌萎缩、关节挛缩。

【问题一】　该患者感染性休克的可疑感染来源包括哪些?

A. 肺部感染

B. 血流感染

C. 胸腔感染

D. 泌尿系统感染

E. 导管相关血流感染

F. 中枢神经系统感染

A. ABCDEF　　B. ABCDE　　C. ABCD　　D. BE

【正确答案】　C

【解析】　患者入院时已有明确胸腔感染,结合病史、症状体征,不能排除肺部感染、血流感染、泌尿系统感染,均需后续进一步筛查。没有中心静脉置入、有创动脉压监测管置入史,故不考虑导管相关血流感染;虽有颅脑外伤,但无侵入性操作,且无脑脊液耳漏鼻漏等逆行感染高危因素,故不考虑中枢神经系统感染。

【问题二】　如何进行可疑感染部位筛查?

A. 立即抽血送检血常规、PCT

B. 留取尿培养

C. 留取痰标本送检涂片、培养

D. 送检胸水常规、培养

E. 血培养

F. 真菌血清学检查:G 试验、GM 试验

G. 立刻外出行影像学检查

A. ABD　　B. ABDE　　C. ACDEFG　　D. ACDEF

【正确答案】　D

【解析】　按照流程,可疑感染的重症患者应立即抽血送检血常规、PCT、血培养,故 A、E 应在考虑之列。该患者的可疑感染部位包括胸腔、肺部、泌尿系统、血流,上述可以感染部位筛查除血流直接进行血培养外,其他部位均应有常规、涂片送检,同时送检培养,尤其对留置导尿管的患者而言,不主张直接进行尿培养,必须先行尿常规筛查。因此 B 是不对的,C、D 正确。该患者属于真菌感染高危人群,入院应行真菌感染筛查,所以 F 也是对的。选项 G 主要考察了对重症患者而言,如何评估外出行辅助检查的获益和风险。显然对该例患者而言,入院时生命体征不平稳,血气分析提示二氧化碳潴留,在影像学结果非决定治疗方向的重要因素时,应首先保证患者安全,立即外出是不妥的。

完成了可疑感染部位的标本留取和送检,应迅速启动对患者的经验性抗感染治疗。重症患者的初始抗感染方案应基于患者高危因素、感染严重程度及可能的病原学(包括当地的流行病学和感染部位)考虑,对于部位不明、病原体不明的感染初始抗感

染方案必须覆盖革兰阳性菌和革兰阴性菌。该患者的初始抗感染方案为美罗培南联合利奈唑胺。

患者入院 24 h 内部分辅助检查结果如下：

· PCT 29.80 ng/ml，CRP 119 mg/L

· G 试验阴性

· 白细胞计数（WBC）11.04×10^9/L，NEU 90.5%，PLT 62×10^9/L

· BUN 29.90 mmol/L，Cr 321 μmol/L

· 胸水常规中 WBC 1.256×10^9/L

· 痰涂片提示革兰阴性球杆菌

· 血培养革兰阳性菌预警

入院 24 h 影像学见图 1-3。

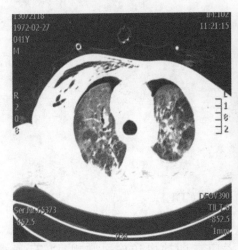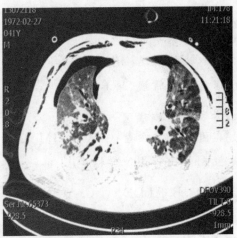

图 1-3　患者入院 24 h 肺部 CT 检查结果

【问题三】　需要立刻调整抗感染方案吗？

A. 需要

B. 可以继续观察

【正确答案】　B

【解析】　对初始抗感染方案进行评估时，应知晓临床好转通常发生在 48～72 h；当病原体不明时，此期间治疗不应随意更改，除非出现迅速的临床恶化，在第 3 天根据临床参数可以作出临床治疗没有反应的判断。若检验科有预警或有明确病原体，可以及时作出调整。该患者治疗时间仅 1 d，临床情况尚稳定，此时不应随意更改抗感染方案。

治疗第 4 天结果患者病情变化：

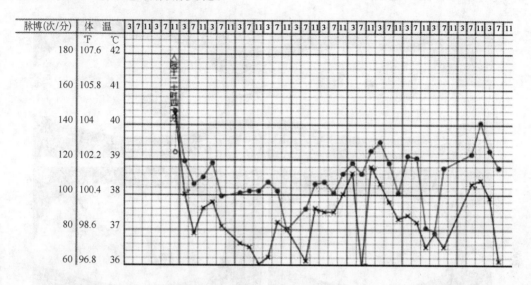

- 尿量恢复
- 仍然需要去甲肾上腺素 0.3 μg/(kg·min)
- 体温仍在 38℃ 以上
- 黄色脓性痰，量多
- 呼吸机支持水平无下降，SBT 失败
- 左肺呼吸音低，右肺明显湿啰音

血 PCT、WBC 变化见图 1-4。

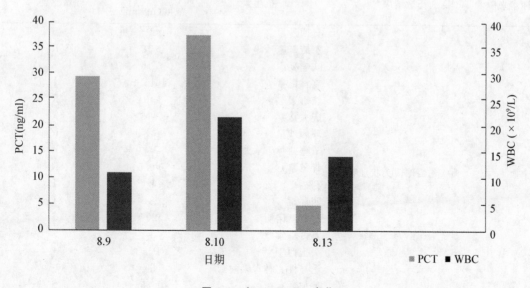

图 1-4　血 PCT、WBC 变化

复查影像学结果见图 1-5。

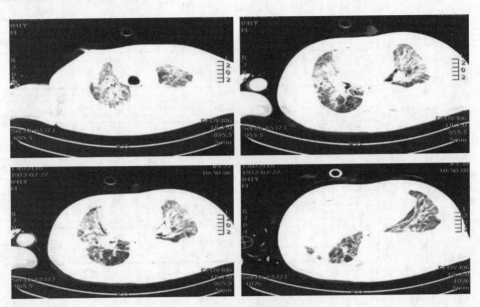

图 1-5　患者复查肺部 CT 影像结果

入院第 4 天治疗评估：患者肺部感染未见好转，初始抗感染方案应予以调整。若有培养结果，应根据病原学结果调整为目标治疗。

入院首日留取的患者血液、痰液、胸水病原学结果如下（3 d 后回报）：

标本来源	药敏结果	抗生素	最低抑菌浓度（μg/ml）	敏感度
		莫西沙星	2	S
		左旋氧氟沙星	≥18	R
		呋喃妥因	≤16	S
		克林霉素	1	I
		红霉素	≥8	R
		庆大霉素	≥16	R
		环丙沙星	≥8	R
		苯唑西林	≥4	R
全血	头状葡萄球菌头状亚种	青霉素 G	≥0.5	R
		利福平	2	I
		四环素	8	I
		复方新诺明	20	S
		万古霉素	1	S
		头孢西丁	Pos	＋
		诱导性克林霉素耐药	Neg	－
		替加环素	0.25	S
		喹奴普汀/达福普汀	0 5	S

标本来源	药敏结果	抗生素	K-B	最低抑菌浓度（μg/ml）	敏感度
		庆大霉素		≥16	R
		阿莫西林/克拉维酸		≥32	R
		头孢他啶			R
		环丙沙星		≥4	R
		亚胺培南		≥16	R
		呋喃妥因		≥512	R
		复方新诺明		≥20	S
		头孢吡肟		≥64	R
		头孢西丁		≥64	R
痰液	鲍曼不动杆菌	头孢哌酮/舒巴坦	21		S
		氨苄西林		≥32	R
		头孢唑林		≥64	R
		头孢曲松		≥64	R
		氨曲南		≥64	R
		米诺环素	10		R
		妥布霉素		≥16	R
		哌拉西林/他唑巴坦		≥128	R
		左旋氧氟沙星		≥8	R
		替加环素		2	S

标本来源	药敏结果	抗生素	最低抑菌浓度（μg/ml）	敏感度
		氨苄西林	≥32	R
		氨曲南	≥64	R
		头孢替坦	16	R
		头孢曲松	≥64	R
		庆大霉雾	≥16	R
		呋喃妥因	≥512	R
		复方新诺明	≤20	S
		头孢吡肟	≥64	R
胸水	嗜麦芽窄食单胞菌	阿米卡星	≥64	R
		氨苄西林/舒巴坦	≥32	R
		头孢唑林	≥64	R
		头孢他啶	≥64	R
		环丙沙星	1	R
		亚胺培南	≥16	R
		妥布霉素	≥16	R
		哌拉西林/他唑巴坦	32	l
		左旋氧氟沙星	0.5	S

【问题四】 如何调整后续抗感染方案?

A. 替加环素

B. 替加环素＋复方新诺明

C. 替加环素＋头孢哌酮/舒巴坦

D. 头孢哌酮/舒巴坦＋左氧氟沙星

E. 头孢哌酮/舒巴坦＋左氧氟沙星＋万古霉素

【正确答案】 C

【解析】 抗感染药物应用原则首先应选择有效药物、保证足够剂量,同时应遵循 PK/PD 理论给药,还要充分考虑抗感染药物在感染部位的分布。血培养获得的头状葡萄球菌头状亚种在 4 个培养瓶中仅 1 瓶提示阳性,考虑污染,因此不予考虑。痰培养为多重耐药的鲍曼不动杆菌,仅对替加环素和头孢哌酮/舒巴坦敏感,且替加环素的 MIC 值为 2,这种情况下应予以联合治疗,而且尽量选择敏感抗菌药。胸水培养结果为嗜麦芽窄食单胞菌,虽然没有做替加环素和头孢哌酮/舒巴坦的药物敏感性试验,但结合文献分析,这 2 类抗菌药对嗜麦芽窄食单胞菌维持了良好的敏感性。因此,根据病原学结果,目标治疗方案为替加环素联合头孢哌酮/舒巴坦。

患者入院第 5 天抗感染方案调整:停美罗培南(用药 4 d),停利奈唑胺(用药 4 d),调整为头孢哌酮/舒巴坦＋替加环素。

【问题五】 替加环素和头孢哌酮/舒巴坦的剂量如何确定?

A. 替加环素首剂 100 mg,维持量 50 mg,每 12 h 一次;头孢哌酮/舒巴坦 3 g,每 12 h 一次,间歇输注

B. 替加环素首剂 100 mg,维持量 50 mg,每 12 h 一次;头孢哌酮/舒巴坦 3 g,每 12 h 一次,延长输注

C. 替加环素首剂 100 mg,维持量 50 mg,每 12 h 一次;头孢哌酮/舒巴坦 3 g,每 8 h 一次,间歇输注

D. 替加环素首剂 100 mg,维持量 25 mg,每 12 h 一次;头孢哌酮/舒巴坦 3 g,每 8 h 一次,延长输注

E. 替加环素首剂 200 mg,维持量 100 mg,每 12 h 一次;头孢哌酮/舒巴坦 3 g,每 8 h 一次,延长输注

【正确答案】 E

【解析】 抗菌药物应用过程中应遵循 PK/PD 原则。替加环素为时间依赖抗菌

药,但半衰期长,存在一定的抗菌药物后效应,因此,其 PK/PD 评价指标为 AUC/MIC;在呼吸机相关性肺炎患者的治疗中,替加环素的代谢不同于社区获得性肺炎,指南和专家共识均建议加倍剂量给药;该患者同时存在肾功能不全,并不影响替加环素的代谢,不需要调整剂量。头孢哌酮/舒巴坦为典型的时间依赖抗菌药物,其 PK/PD评价指标为 T>MIC%,可以通过增加给药频率、延长输注时间或增加单次给药剂量的方法提升药物疗效,减少耐药。

调整方案为:替加环素首剂 200 mg,维持量 100 mg,每 12 h 一次;头孢哌酮/舒巴坦 3 g,每 8 h 一次,维持 3 h。同时注意控制感染源,加强呼吸道廓清,并请外科协助处理脓胸,调整右侧胸腔闭式引流管位置,左侧置管。

经上述处理后,患者痰量减少、浓稠变稀薄,双肺啰音减少,呼吸机水平下调,启动SBT。调整方案 5 d 后再次复查影像学,结果见图 1-6。

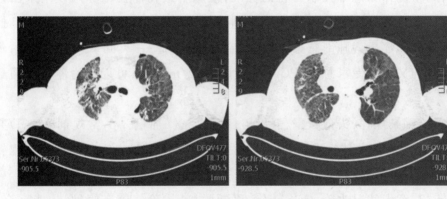

图 1-6 患者再次复查肺部 CT 影像学结果

辅助检查结果见图 1-7。

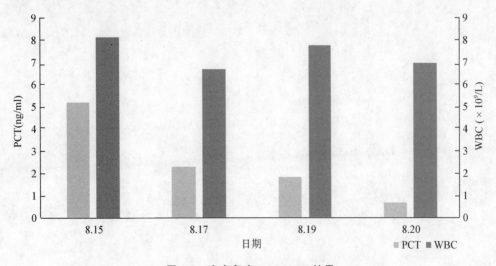

图 1-7 患者复查 PCT、WBC 结果

【问题六】 如何确定该患者抗感染疗程？

A. 按照指南推荐,7～10 d

B. 至体温正常

C. 至痰培养转阴

D. 至血培养转阴

E. PCT 降至 0.5 ng/ml 以下

【正确答案】 E

【解析】 该患者为多重耐药菌感染、多部位感染,抗感染疗程不能单纯照搬指南的推荐意见 7～10 d 进行,必须结合患者临床实际;体温是一项敏感性强而特异性差的临床指标,不能作为感染控制与否的标准;该患者最初的血培养阳性结果已判断为污染,故此处血培养转阴不宜作为感染控制的标准;而痰培养转阴更不是感染控制的绝对标准,很多重症患者肺部感染的治疗结果仅为临床好转,可长时间存在耐药菌定植;结合大量的文献和专家意见,PCT 降至 0.5 ng/ml 以下可以作为停用抗菌药物的标准。

该患者抗感染疗程:头孢哌酮/舒巴坦、替加环素(加量 3 d,常规剂量 7 d)共用药 10 d。停药时,患者症状体征改善,血培养阴性,PCT 0.12 ng/ml;痰菌仍为鲍曼不动杆菌,评估为定植,治疗结果为临床好转,未达微生物清除。

患者转归:意识状况改善,GCS 8 分;逐渐脱机、拔除气管套管;肾功能完全恢复,好转出院。

第2章

重症患者休克诊治流程

第一节 诊治流程(含解读视频)

扫描二维码
观看解读视频

休克是重症患者的常见疾病,抢救治疗具有黄金时限性。如何在床旁早期发现并快速识别休克类型,给予恰当、精准的治疗,达到逆转休克的目的,是重症临床非常重要和富有挑战的话题。基层医院大多存在基础理念不夯实、缺乏血流动力学监测技术手段、治疗缺乏流程、随意性大的问题。目前临床血流动力学监测技术和目标繁目众多,本文仅结合基层医疗必备的理论和技术进行探讨,期望通过制定简单、实用的休克诊断与治疗流程,提高和规范中国基层重症休克诊疗行为。流程分为早期识别休克类型的诊断和治疗目标 2 部分。以下将详细为大家解读流程内涵。

一、休克的早期识别

休克病理生理改变的本质是组织血液灌流不足造成细胞水平的急性氧代谢障碍,从而导致细胞受损的病理过程[1]。休克治疗的关键在于早期识别休克,并进行早期干预。休克的临床表现通常为系统低血压和组织低灌注。但在休克早期血压下降并不是一个具备良好敏感性的指标,临床中发现组织低灌注是早期识别休克的关键。早期发现组织低灌注一般通过 3 个观察"窗口":皮肤(湿冷、花斑、发绀)、肾[尿量<0.5 ml/(kg·h)]、意识改变;出现以上任何一种情况,并合并临床高乳酸血症(血乳酸>1.5 mmol/L)的患者都应警惕休克的出现[2]。

二、休克类型的快速鉴别诊断

休克是一种临床综合征,不同类型的休克有着共同的临床表现,但由于病理生理变化存在本质的不同,治疗方案也迥然不同。因此在早期识别休克的同时,快速、准确识别休克类型是治疗的关键。休克按血流动力学改变通常分为梗阻性休克、心源性休克、低血容量性休克、分布性休克。规范化的休克鉴别诊断流程有助于临床快速诊断休克病因。

(一)首先筛查梗阻性休克

梗阻性休克有其特殊的治疗方案,需要早期快速识别,病因一般包括急性肺动脉栓塞、急性心脏压塞、气胸、急性主动脉疾患等。

临床推荐首选重症超声进行快速鉴别诊断。例如,在无慢性肺部基础疾病和右心功能不全的病史情况下,出现急性右心室扩张,右室壁无增厚,室间隔受压左移形成左心"D"字征,肺动脉扩张,肺动脉收缩压增加等情况均提示急性肺动脉栓塞可能;心包腔大量积液,伴有"摆动心",右心房收缩期塌陷,右心室舒张期塌陷,存在其他原因无法解释的血流动力学障碍可考虑急性心脏压塞;而肺部超声发现肺点,下腔静脉扩张固定提示气胸。

在无重症超声监测指导下,也可以通过病史、临床表现和体格检查、实验室检查及影像学检查等方法明确诊断。例如,急性肺动脉栓塞通常有长期卧床病史、心脏基础疾病或高凝状态,表现为突发的呼吸和循环同时受累、呼气末二氧化碳分压水平明显下降、心电图出现 $S_I Q_{III} T_{III}$ 波群、D-二聚体升高,必要时需完善肺部 CT 血管造影(CT angiography,CTA)明确诊断;急性心脏压塞一般有心脏损伤或心脏外科手术病史,或低凝状态,可能表现为颈静脉怒张、脉压差变小、心音低钝,中心静脉压(central venous pressure,CVP)增高等;气胸一般伴有同侧呼吸音减弱或消失,叩诊鼓音,床旁胸部 X线片或肺部 CT 可明确诊断,急诊状态高度怀疑气胸时可进行诊断性穿刺。

一旦明确为梗阻性休克需要立即启动相应的病因治疗。如肺栓塞时需进行溶栓和(或)抗凝治疗,大面积肺栓塞溶栓抗凝禁忌时,创造条件进行介入取栓或外科干预治疗;心脏压塞时进行心包穿刺引流或外科手术治疗;气胸时行闭式胸腔引流;主动脉夹层时创造条件尽早启动外科干预,同时在术前避免患者血压剧烈波动及腔内压力改变等。

(二)评估心脏功能和肺部情况明确是否为心源性休克

排除梗阻性休克后,就可以进一步从病史、临床表现、体格检查及心脏生化标志物等方面来鉴别是否存在心源性休克。患者如果存在心输出量(cardiac output,CO)降低,颈静脉扩张,心脏扩大,心脏听诊奔马律,肺部听诊捻发音,心脏生化标志物肌酸激酶同工酶(crea-tine kinase-MB,CK-MB)、肌钙蛋白、脑钠肽(brain natriuretic peptide,BNP)等升高或者具有典型胸部 X 线片表现(肺门区蝴蝶状渗出)则提示心源性休克可能。临床如有重症超声,推荐首选重症超声全面评估心肺功能。当心脏超声提示心脏收缩功能明显不全,下腔静脉宽大固定,肺部超声发现弥漫性 B 线时,提示心源性休克。

(三)了解容量状态和容量反应性鉴别低血容量性休克

排除梗阻性休克和心源性休克后,需进一步判断是否有容量不充足的证据。临床可通过病史(容量丢失情况)、临床表现与体格检查(脱水貌、皮肤弹性、颈静脉充盈度、直立性低血压等情况)、血流动力学监测技术(如 CVP、动脉压力波形)进行判断,见表 2-1。如果存在容量严重不充足的证据,并且 CO 降低提示为低血容量性休克。

表 2-1　如何判断容量是否充足

判断项目	容量不足的表现	容量充足的表现
病史	有容量丢失的病史	无容量丢失病史
体格检查		
脱水貌	有	无
皮肤弹性	差	正常或水肿
颈静脉充盈	平坦	扩张
脉搏	强	弱
心音	正常或增强	可能存在第三心音或第四心音
重力性水肿	无	有
直立性低血压	有	无
静态前负荷指标(CVP/PCWP)	低	高
动脉压力波形	陡直上升,随呼吸变异明显	缓慢上升,平坦无变异
动态前负荷指标(液体反应性)		
机械通气患者	$PPV > 13\%$,$SVV > 12\%$,$\Delta IVC \geqslant 18\%$	PPV、SVV 随呼吸无变异,扩张而固定的 IVC
自主呼吸患者	PLR 后 $\Delta CO > 12\%$,$\Delta IVC \geqslant 50\%$	PLR 后 $\Delta CO \leqslant 12\%$;扩张而固定的 IVC
重症超声	小而高动力的左心	扩大而低动力的心腔

注:CVP. 中心静脉压;PCWP. 肺毛细血管楔压;PPV. 脉搏压变异;SVV. 每搏输出量变异;ΔIVC. 下腔静脉呼吸变异度;IVC. 下腔静脉;PLR. 被动抬腿试验;ΔCO. 心输出量变化率

(四)心输出量增高考虑分布性休克

根据 CO 是否增高可区分为高动力型休克和低动力型休克,前 3 种类型休克都属于低动力型休克,高动力型休克即分布性休克,如何鉴别高动力型休克与低动力型休克见表 2-2。临床常见的分布性休克包括感染性休克、过敏性休克、神经源性休克。此外,还可通过进一步了解感染指标、药物使用情况、病史信息鉴别休克类型并进行针对性病因学治疗。

表 2-2 如何鉴别高动力型休克与低动力型休克

鉴别项目	高动力型休克	低动力型休克
病史	感染、过敏、脑干损伤等	失血、心功能衰竭等
体格检查		
脉搏	强	弱
脉压	增加	降低
肢端温度	温暖	湿冷
毛细血管充盈时间	<2 s	>2 s
血流动力学监测		
CO 直接测量	正常或增高	降低

注:CO. 心输出量

(五)合并原因休克类型的鉴别

当前述 4 个问题不足以确定休克类型时,应考虑是否为合并不同类型的休克,如脓毒性休克合并心肌抑制,右心功能不全,脓毒性休克合并低血容量性因素,临床可通过动态监测协助判断。如果还不能明确诊断,可能需考虑其他罕见原因休克,如肾上腺功能不全等。

三、休克治疗的目标流程

除了梗阻性休克一般需要特定的治疗外,心源性休克、低血容量性休克及分布性休克都需要设定治疗目标,并且进行动态连续的监测。无论从临床实践、指南共识还是实用性方面来看,主要以氧代谢为导向的乳酸、CVP/下腔静脉直径(diameter of inferior vena cava, DIVC)/下腔静脉呼吸变异度(variability of the inferior vena cava,ΔIVC)、动静脉二氧化碳分压差(central venous-to-arterial carbon dioxide tension difference,$Pcv\text{-}aCO_2$)、上腔静脉血氧饱和度(central venous oxygen saturation,ScvO$_2$)阶梯性应用的目标指导流程都具有一定的价值,值得提倡[3-6]。具体的治疗目标流程如下。

首先,当临床出现休克时,需区分是否存在危及生命的低血压,如平均动脉压(mean arterial pressure,MAP)<40 mmHg(1 mmHg=0.133 kPa)。如果存在,需立即应用去甲肾上腺素等血管活性药物保持最低生命灌注需求。如果没有致命性低血压,需进一步评估患者的容量状态和容量反应性。确定其具有容量反应性的"金标准"是输液后 CO 增加>15%,临床中有多种测量 CO 的方法和替代指标,包括心肺相互作用原理的相关指标和通过动态手段改变来判断容量反应性的指标[7-10]。从基层医疗普及性和实用性的角度来看,我们选用了 CVP、DIVC 及 ΔIVC 作为容量状态和容量反应性的评价指标。

CVP 在 8～12 mmHg 是目前公认的液体治疗安全界限范围[11],为此,本目标流程认为在排除梗阻性休克后,当 CVP>12 mmHg、DIVC>2.0 cm 且固定时,提示容量过负荷,需加用利尿和强心治疗;当 CVP<8 mmHg,自主呼吸时 DIVC<1.0 cm、ΔIVC>50%,控制呼吸时 DIVC<1.5 cm、ΔIVC>18%时,提示容量不足,如患者具有容量反应性可进行补液治疗;两者治疗后均需在 3 h 内进行重复乳酸测定,如果乳酸恢复正常,进入器官灌注评估流程,根据器官灌注水平调整并维持合适的血压水平。

上述 2 种情况经治疗后如果乳酸仍然>1.5 mmol/L,进入 Pcv-aCO$_2$、ScvO$_2$ 阶梯性评估;如果 CVP 在 8～12 mmHg 或 DIVC 在 1.0～2.0 cm 则直接进入 Pcv-aCO$_2$ 和 ScvO$_2$ 阶梯性评估。Pcv-aCO$_2$ 是反映流量状态的优秀指标,当 Pcv-aCO$_2$>5 mmHg 时,无论 ScvO$_2$ 大于还是小于 70%,都可以继续提升 CO 改善灌注。在默认容量充足的前提下,需要采取加用强心药物改善心肌顺应性等治疗措施,通过改变心功能曲线位点增加 CO;强心治疗后需回到容量状态评估,即 CVP 或 DIVC 评估节点,决定进一步的治疗方案。当 Pcv-aCO$_2$≤5 mmHg 时,提示提升流量不能改善组织灌注,此时需进一步参考氧代谢平衡情况决定下一步治疗方案,ScvO$_2$ 可作为进一步评估氧供氧耗平衡情况的指标。当 Pcv-aCO$_2$≤5 mmHg、ScvO$_2$≥70%时提示乳酸增加可能非缺血缺氧性乳酸增加,提升 CO 不能改善乳酸增加,此时治疗上可加用血管活性药物,注意病因治疗如抗感染、连续性肾替代治疗(continuous renal replacement therapy,CRRT)等;当 Pcv-aCO$_2$≤5 mmHg、ScvO$_2$<70%时,提示机体氧供氧耗存在不匹配的情况,但通过增加 CO 并不能改善乳酸,治疗上可考虑进一步降低氧耗(如加强镇静镇痛、低温治疗),或者提升血红蛋白水平增加氧供。以上治疗干预后都需要重新回到评估乳酸情况的节点,再决定下一步的治疗方案。当然临床情况错综复杂,本流程可能仅覆

盖重症循环血流动力学障碍患者中的 $60\%\sim80\%$。流程中 CVP/DIVC/ΔIVC 作为评估容量目标的指标受很多因素影响,并非所有情况都能反映患者的容量状态,在不同的病理生理改变情况下其存在各种局限性。例如,在围心脏压力(腹内压、胸内压等)增加、右心功能不全或左心舒张功能不全等情况下,可能导致 CVP/DIVC/ΔIVC 对容量状态或容量反应性的判断不准确,此时可以根据临床病理生理改变的本质选择其他合适的指标进行替代。

综上所述,基于早期识别和鉴别休克类型的诊断流程,以及乳酸、CVP、Pcv-aCO$_2$、ScvO$_2$ 阶梯性应用理念的休克治疗目标流程,将有助于基层重症休克患者的临床管理。

四、诊治流程图

休克的诊治流程见图 2-1;休克的治疗目标流程见图 2-2。

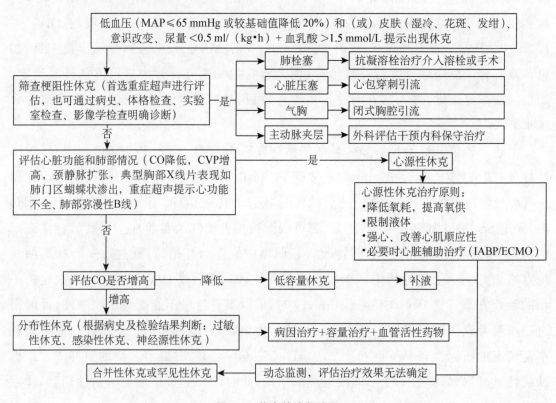

图 2-1　休克的诊断流程

注:MAP. 平均动脉压;CO. 心输出量;CVP. 中心静脉压;IABP. 主动脉内球囊反搏;ECMO. 体外膜肺氧合;1 mmHg＝0.133 kPa

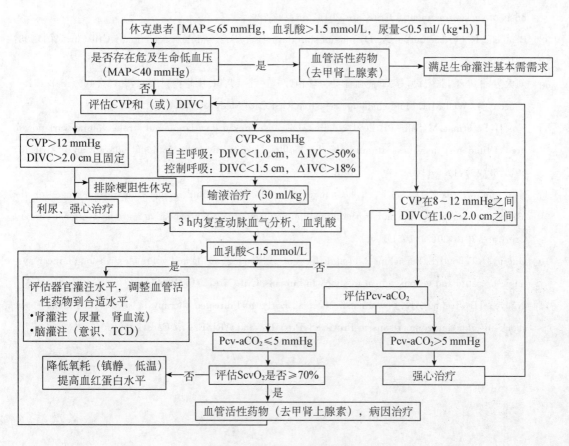

图 2-2　休克的治疗目标流程

注：MAP. 平均动脉压；CVP. 中心静脉压；DIVC. 下腔静脉直径；ΔIVC. 下腔静脉呼吸变异度；Pcv-aCO_2. 动静脉二氧化碳分压差；ScvO_2. 上腔静脉血氧饱和度；TCD. 经颅多普勒；1 mmHg＝0.133 kPa

参 考 文 献

［1］ Cecconi M，De Backer D，Antonelli M，et al. Consensus on circulatory shock and hemodynamic monito-ring. Task force of the European Society of Intensive Care Medicine. Intensive Care Med，2014，40(12)：1795-1815.

［2］ Vincent JL，De Backer D. Circulatory shock. N Engl J Med，2013，369(18)：1726-1734.

［3］ Muller L，BobbiaX，Toumi M，et al. Respiratory variations of inferior vena cava diameter to predict fluid responsiveness in spontaneously breathing patients with acute circulatory failure：need for a cautious use. Crit Care，2012，16(5)：R188.

［4］ Wittayachamnankul B，Chentanakij B，Sruamsiri K，et al. The role of central venous oxygen saturation，blood lactate，and central venous-to-arterial carbon dioxide partial pressure difference as a goal and prognosis of sepsis treatment. J Crit Care,2016 ,36:223-229.

[5] Bendjelid K. Cardiac output-ScvO₂ relationship during sepsis:A subtle association. J Crit Care,2017,38: 351-352.

[6] 刘大为,王小亭,张宏民,等.重症血流动力学治疗——北京共识.中华内科杂志,2015,54(3):248-271.

[7] Vincent JL,Weil MH. Fluid challenge revisited. Crit Care Med,2006,34(5):1333-1337.

[8] Vos JJ,Poterman M,Salm PP,et al. Noninvasive pulse pressure variation and stroke volume variation to predict fluid responsiveness at multiple thresholds:a prospective observational study. Can J Anaesth, 2015,62(11):1153-1160.

[9] Xiao-ting W,Hua Z,Da-wei L,et al. Changes in end-tidal CO₂ could predict fluid responsiveness in the passive leg raising test but not in the mini-fluid challenge test:A prospective and observational study. J Crit Care,2015,30(5):1061-1066.

[10] Guérin L,Teboul JL,Persichini R,et al. Effects of passive leg raising and volume expansion on mean systemic pressure and venous return in shock in humans. Crit Care,2015,19:411.

[11] Nguyen HB,Jaehne AK,Jayaprakash N,et al. Early goal-directed therapy in severe sepsis and septic shock:insights and comparisons to ProCESS,ProMISe,and ARISE. Crit Care,2016,20(1):160.

第二节 经典病例与解析(含视频)

扫描二维码
观看视频

患者,男性,42 岁,因腹痛 1 d,加重 4 h 急诊入院。患者既往有高血压病史 3 年,慢性肾病 5 期,2015 年行腹膜透析置管术,每日腹膜透析治疗。患者 1 d 前无明显诱因出现腹痛,急诊收入肾内科,考虑感染性休克,完善相关检查,并行股静脉置管血滤治疗。治疗过程中,患者血压下降到 73/51 mmHg,发热伴寒战,予以液体复苏,多巴胺泵入支持血压,为进一步加强监护治疗转入 ICU。

入 ICU 体格检查:体温 38.8 ℃,脉搏 135 次/分,呼吸 20 次/分,血压 96/62 mmHg(多巴胺维持),SpO$_2$ 95%。意识清楚,慢性肾病面容,四肢稍湿冷,皮肤弹性差,双肺呼吸音清,心律齐,心音正常无杂音,左下腹可见一腹膜透析管,腹壁稍硬,全腹压痛,以上腹部及脐周为甚,无反跳痛。

实验室检查结果。血常规:白细胞计数 2.0×10^9/L,血红蛋白(Hb)173 g/L,血小板计数 226×10^9/L,中性粒细胞百分比 78%;生化检查:白蛋白 28.3 g/L,肌酐 780 μmol/L,淀粉酶 124.4 U/L,NT-proBNP＞25000 pg/ml,PCT＞200 ng/ml。

血气分析结果:pH 7.45,PaCO$_2$ 30 mmHg,PaO$_2$ 105 mmHg,Na 132 mmol/L,K 2.8 mmol/L,Lac 2.6 mmol/L,BS 6.5 mmol/L,Hct 49%,Hb 162 g/L,BE -1.8 mmol/L。

【问题一】 该患者是什么类型的休克?

A. 梗阻性休克——肺栓塞

B. 梗阻性休克——气胸

C. 心源性休克

D. 感染性休克

【正确答案】 D

【解析】 该患者是慢性肾衰竭,长期在家自行腹膜透析治疗。此次出现腹痛,发热,血压下降,乳酸增高,无呼吸受累,腹部体征提示腹部压痛明显,且白细胞降低,PCT 明显升高,均需要高度怀疑感染性休克,原发部位腹腔感染可能性大,可能伴有血行感染。

结合患者的病史,体格检查和实验室检查,考虑患者感染性休克可能性大。

入 ICU 诊断。①休克查因:感染性休克?②腹痛查因:腹膜透析后腹膜炎,肠梗阻待排;③慢性肾炎综合征,慢性肾功能不全(CKD 5 期);④肾性贫;⑤肾性高血压。

入 ICU 诊疗计划:①留取血培养,腹水培养送检;②循环支持:容量治疗;③血流动力学监测:完善中心静脉置管进行持续 CVP 监测,动脉置管有创血压监测;④经验性抗感染治疗:亚胺培南西司他丁(每 8 h 0.5 g 静脉滴注)＋ 替考拉宁(每 12 h 0.4 g 静脉滴注)。中心静脉放置后第一套动脉血、中心静脉血气分析和生命体征监测见表 2-3。

表 2-3 患者血流动力学监测结果(时间 22:39)

BP(mmHg)	67/42	
CVP(mmHg)	−1.4	
pH	7.45	7.35
PaCO$_2$(mmHg)	30	41
PaO$_2$(mmHg)	105	32
Lac(mmol/L)	2.6	2.1
SaO$_2$/ScvO$_2$	99	56
Pcv-aCO$_2$(Gap)(mmHg)	11	

注:阴影部分为中心静脉血气分析

重症超声评估下腔静脉影像见图 2-3。

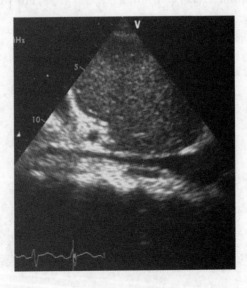

图 2-3 患者下腔静脉声像图

【问题二】　以下为首选治疗方案的是？

A. 快速补液

B. 维持输液

C. 多巴酚丁胺

D. 增加血管活性药物剂量

【正确答案】　A

【解析】　患者存在休克（MAP$<$65 mmHg,Lac$>$1.5 mmol/L）,CVP-1.4 mmHg,下腔静脉绝对直径$<$1 cm,提示患者容量不足,治疗方案首选快速补液,3 h 内复查血气分析,血乳酸改变,并连续监测 CVP 改变（参见诊治流程）。

患者经过积极液体复苏治疗 9 h 后,入量 3663 ml,出量 710 ml,正平衡 2953 ml。BP 108/75 mmHg,CVP 0 mmHg,血气分析提示 pH 7.38,$PaCO_2$ 29 mmHg,$PcvCO_2$ 36 mmHg,PaO_2 96 mmHg,Lac 2.3 mmol/L,$ScvO_2$ 66%, Gap 7。患者 CVP 低,乳酸仍高,继续予以液体复苏治疗。5 h 后液体入量 1900 ml 后,体温 39℃,再次复查动脉血、中心静脉血气分析提示如下（表 2-4）。

表 2-4　患者血流动力学监测结果（时间 13:00）

BP(mmHg)	103/68	
CVP(mmHg)	8	
pH	7.38	7.34
$PaCO_2$(mmHg)	32	36
PaO_2(mmHg)	128	34
Lac(mmol/L)	3.9	3.7
SaO_2/$ScvO_2$	99	68
$Pcv\text{-}aCO_2$(Gap)(mmHg)	4	

注:阴影部分为中心静脉血气分析

重症超声评估下腔静脉影像见图 2-4。

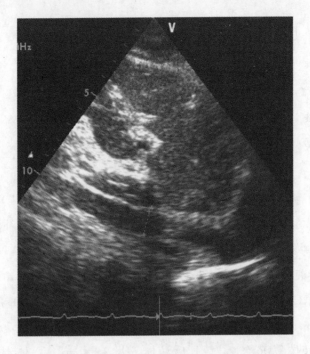

图 2-4　患者复查下腔静脉声像图

【问题三】 以下为首选治疗方案的是？

A. 多巴酚丁胺

B. 降体温

C. 去甲肾上腺素

D. 脱水（利尿/连续性肾脏替代治疗）

【正确答案】 B

【解析】 按流程所示,患者 CVP 已经达到 8 mmHg,下腔静脉处于中间状态(1~2 cm),在认为容量已经充足的情况下,此时 Gap 值为 4,提示提升心输出量改善组织灌注的可能性较小。而此时的 $ScvO_2$ 为 68%(<70%),提示氧供氧耗存在不平衡,意味着患者此时可能存在导致氧耗增加的因素。进一步检查发现患者发热达到 39 ℃,强烈提示临床需要立即进行降温治疗,降低氧耗(参见诊治流程)。

2 h 后患者体温从 39 ℃降到 37 ℃,2 h 期间液体入量 520 ml,出量 450 ml,出、入水量基本平衡。再次复查动脉血、中心静脉血气分析结果如下(表 2-5)。

表 2-5 患者 15:00 血流动力学监测结果(时间 15:00)

BP(mmHg)	103/68	
CVP(mmHg)	8	
pH	7.38	7.34
$PaCO_2$(mmHg)	32	36
PaO_2(mmHg)	128	34
Lac(mmol/L)	2.8	2.5
$SaO_2/ScvO_2$	99	72
Pcv-aCO_2(Gap)(mmHg)	5	

注:阴影部分为中心静脉血气分析

【问题四】 治疗方案应如何选择?

A. 多巴酚丁胺

B. 降体温

C. 去甲肾上腺素

D. 脱水(利尿/CRRT)

【正确答案】 C

【解析】 经过体温控制后患者血流动力学监测显示,乳酸有所下降,但仍然高于正常水平。此时 CVP 8 mmHg,提示容量已达到安全目标界限。Gap 值为 5,$ScvO_2$ 72% 提示流量充足,氧供氧耗基本平衡。按照流程需评估血管活性药物维持压力水平目标和等待病因治疗。结合该患者既往有肾性高血压病史,按照 MAP 65 mmHg 标准维持血压有可能偏低,予以加用去甲肾上腺素支持血压目标水平在 75~85 mmHg (结合患者基础血压水平)。

加用去甲肾上腺素 100~500 ng/(kg·min),根据血压水平调整剂量,同时维持液体出、入水量的平衡。之后发现患者在出、入水量平衡情况下,CVP 有上升趋势 10~12 mmHg,腔静脉直径扩张固定。动脉血、中心静脉血气分析结果如下(表 2-6)。

表 2-6　患者最后复查血流动力学监测结果

BP(mmHg)	112/66	
CVP(mmHg)	10.2	
pH	7.45	7.39
$PaCO_2$(mmHg)	26	34
PaO_2(mmHg)	85	43
Lac(mmol/L)	1.2	1.6
SaO_2/$ScvO_2$	97	78
Pcv-aCO_2(mmHg)	8	

重症超声评估下腔静脉直径见图 2-5。

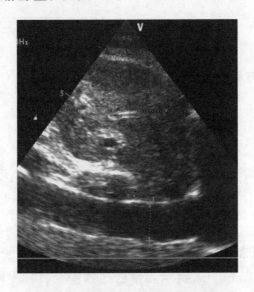

图 2-5　患者下腔静脉直径声像图

【问题五】　治疗方案应如何选择?

A. 多巴酚丁胺

B. 扩容治疗

C. 去甲肾上腺素

D. 脱水(利尿/CRRT)

【正确答案】　D

【解析】　患者乳酸已经下降,血压趋于稳定,CVP 逐渐增加接近超出安全界限,提示患者感染控制有效,组织间隙回水增多,血管内容量逐渐增多。按照流程,下一步治疗需要进行液体优化治疗阶段,根据此患者的病史过程和心脏功能评估,选择进行脱水(参见诊治流程)。

经过上述处理后,患者病情稳定,15日上午血滤下机后,生命体征稳定,转回普通病房继续治疗。后期血培养和腹水培养结果提示大肠埃希菌。

第3章

急性呼吸窘迫综合征有创机械通气诊治流程

第一节 诊治流程(含解读视频)

扫描二维码
观看解读视频

有创机械通气是临床治疗急性呼吸窘迫综合征(acute respiratory distress syndrome, ARDS)的重要手段之一,但临床对于 ARDS 的有创机械通气治疗并不十分规范,如人工气道建立、初始通气模式选择、呼吸机参数设置与调整、如何避免呼吸机相关肺损伤、挽救性措施的实施时机和指征掌握、有创呼吸机撤离的指征和流程等,还存在极不规范的问题。国内外研究表明,ARDS 的规范化治疗,可提高该病治疗成功率,降低其病死率,而不规范化治疗,可能导致该病病情恶化,病死率增加[1-2]。2012 年柏林标准[3]根据氧合指标和呼气末正压(positive end-expiratory pressure, PEEP)不同,将 ARDS 的严重程度进行明确分级,这为 ARDS 的分级治疗及预后判断提供了可操作的临床标准。随后一系列研究针对不同严重程度 ARDS 提出了分级治疗方案[4],但这些分级治疗方案还比较笼统,不能具体指导临床一线医务工作者的实际操作,因此,有必要对 ARDS 有创机械通气治疗流程进一步细化及规范化。为此,本文制定了 ARDS 有创机械通气治疗规范化流程,具体内容解读如下。

一、建立人工气道及呼吸机初始参数的选择

(一)建立人工气道

对 ARDS 患者实施有创机械通气治疗的第 1 步是建立人工气道,本文建议首选经口气管插管。经口气管插管快捷、安全、方便,可插入管径更大的气管插管,有利于呼

吸道引流,以及进一步的气管镜检查和治疗等操作,同时对呼吸道阻力影响较小。经鼻气管插管的管腔内径较小,吸痰不便,易形成黏稠痰痂聚积,导致呼吸道阻塞。研究结果表明,对患者进行经鼻气管插管的有创机械通气治疗,可明显增加其医院获得性鼻窦炎发病率,可能进一步增加呼吸机相关性肺炎发病率[4-5]。

(二)呼吸机初始参数的选择

1. 初始模式选择　有创机械通气治疗初始模式选择,仍以容量控制通气模式为首选,究其原因为,ARDS 的病理生理特征为肺塌陷、肺不张、可通气肺组织减少,该病患者的肺又被称为"小肺"或"婴儿肺"。容量控制通气模式可根据患者理想体重,计算合适的潮气量,避免因为压力控制通气模式初始压力设置不当导致潮气量过大,进而导致呼吸机相关肺损伤,或潮气量过小引起通气量不足,导致医源性二氧化碳潴留的呼吸性酸中毒。2015 年发表的有关容量控制有创机械通气模式和压力控制有创机械通气模式对成年人急性肺损伤与 ARDS 患者病死率影响的荟萃分析研究结果表明,容量控制有创机械通气模式可降低成年人急性肺损伤与 ARDS 患者 ICU 病死率,但这 2 种通气模式治疗的住院病死率比较,差异无统计学意义($P > 0.05$)[6]。

2. 呼吸机参数设置　有创机械通气模式确定后,呼吸机初始参数设置建议按照呼吸力学目标为导向的原则进行设置。目前研究结果已证实,相对于传统的大潮气量有创机械通气治疗,小潮气量有创机械通气治疗可降低 ARDS 患者呼吸机相关肺损伤发病率,缩短有创机械通气时间,降低患者病死率[7-11]。早期研究结果表明,人类正常生理状态时的潮气量为 6.3 ml/kg 体重[12]。因此,对于 ARDS 患者进行有创机械通气治疗,建议初始潮气量设置为 6.0 ml/kg 理想体重,理想体重可按照以下公式进行计算:男性理想体重(kg)= $50.0 + 0.91 \times$[身高(cm)-152.4],女性理想体重(kg)= $45.5 + 0.91 \times$[身高(cm)-152.4]。潮气量设定后,进行有创机械通气治疗时需监测压力指标的设置,将吸气平台压控制在 30 cmH$_2$O(1 cmH$_2$O = 0.098 kPa)以下,若吸气平台压超过 30 cmH$_2$O,则需进一步按照 1.0 ml/kg 体重速率逐步降低潮气量,直至吸气平台压小于 30 cmH$_2$O 或潮气量降低至 4.0 ml/kg 体重。为保证患者安全,建议初始吸入氧浓度(fraction of inspiration O$_2$,FiO$_2$)设置为 100%,待患者呼吸衰竭严重程度明确后,可根据其氧合状态进行 FiO$_2$ 调整,最简便、实用的调整方法为根据 ARDS Network 推荐使用的 FiO$_2$ 与 PEEP 关系[13],选择合适的 FiO$_2$ 及 PEEP,使脉搏血氧饱和度(pulse oxygen saturation,SpO$_2$)维持在 88%～95%。

3. 肺可复张性评价　对于 FiO$_2 >$ 50% 才能维持目标 SpO$_2$ 的 ARDS 患者,均应进行肺可复张性评价。目前常用的肺可复张性评价方法包括以下 4 种:①CT,胸部

CT 可以对 ARDS 患者肺中的气体和可通气肺组织的量进行准确评估。根据胸部 CT 值，可以将肺通气状态分为正常通气、过度通气、通气不良及不通气 4 种。在明确 ARDS 患者胸部 CT 值与 CT 层面厚度后，即可对其目标区域的肺容积进行准确计算。②超声，ARDS 患者肺通气状态，均可以通过肺部超声明确诊断。可将整个胸壁划分为 12 个区域，以腋前线与腋后线作为解剖标志，将胸壁分为前壁、侧壁及后壁 3 个区域，每个区域再分为上、下 2 个部分。根据肺通气的 4 种状态，分别对每个目标区域进行评分，将各目标区域得分相加，从而得出肺通气总评分。③电阻抗断层成像（electrical impedance tomography，EIT），EIT 是一种无创、无辐射的实时影像技术，可提供肺各个层面的通气影像。该技术的操作步骤具体为：首先选取胸部的一个平面，通常环绕该平面设置 16～32 个电极，将 5 mA 电流通过这些电极，将各电极记录的电压、电流参数，输入影像描记系统，系统可根据这些参数，计算出各电极间阻抗变化及该平面的阻抗变化分布。气态物质改变的阻抗变化远大于液态物质，因此，EIT 可用于区分通气组织与未通气组织，再按照阻抗大小，生成密度不同的 EIT 图像。④P-V 曲线法，肺容积增加时，如果不同 PEEP 时的 P-V 曲线与呼气末零压（zero end-expiratory pressure，ZEEP）时的 P-V 曲线相重叠，则表明不存在任何复张的肺泡。与之相反，肺容积增加时，ZEEP 状态下 P-V 曲线下凹，则表明存在进行性复张的肺泡。⑤临床可采用简便易行的方法，将 PEEP 从 5 cmH_2O 提高到 20 cmH_2O，观察以下几点。a. PaO_2/FiO_2 增加是否大于 0；b. $PaCO_2$ 降低是否大于 0；c. 非顺应性是否改善。满足上述 3 条中的 2 条说明肺有可复张性。

4. 呼吸频率设置　呼吸频率设置为 12～20 次/分，根据动脉血二氧化碳分压（arterial partial pressure of carbon dioxide，$PaCO_2$）调整呼吸频率，使 $PaCO_2$ 维持在正常范围。

二、肺复张与俯卧位通气治疗

对于 ARDS 患者，若初始有创机械通气治疗失败，即 $FiO_2 > 60\%$，$PEEP > 10\ cmH_2O$ 时，仍不能将 SpO_2 维持在 88%～95%，则需给予进一步治疗，通常包括肺复张与俯卧位通气治疗。

1. 肺复张治疗　肺复张治疗适用于具有肺复张可能性的 ARDS 患者，目前常用的肺复张治疗方法主要包括以下 3 种。①控制性肺膨胀法（sustained inflation，SI）：采用持续气道正压通气模式，设置正压水平为 30～45 cmH_2O，持续通气 30 s。②PEEP 递增法：采用压力控制通气模式，将气道压力上限设置为 35 cmH_2O，使 PEEP 每 30 秒上升 5 cmH_2O，气道高压水平每 30 秒上升 5 cmH_2O，当气道高压水平达到上限

35 cmH$_2$O 时，仅提高 PEEP 水平直至 PEEP 达到 35 cmH$_2$O，维持通气 30 s。③压力控制法：同时提高气道高压水平和 PEEP 水平，一般气道高压水平升高至 40～45 cmH$_2$O，PEEP 为 15～25 cmH$_2$O 时，维持通气 1～2 min。

如果肺复张治疗有效，则说明初始有创机械通气治疗时设置的 PEEP 偏低，不足以避免呼气末肺泡塌陷。因此，肺复张治疗后应重新设置呼吸机 PEEP 水平，一般采用最佳氧合法进行设置[14-17]。

2. 俯卧位通气治疗　对于 PEEP＞10 cmH$_2$O，FiO$_2$＞60%，吸气平台压＞28 cmH$_2$O，PaO$_2$/FiO$_2$＜150 mmHg(1 mmHg=0.133 kPa)的 ARDS 患者，若无仰卧位通气治疗禁忌证，则建议对其进行俯卧位通气治疗。仰卧位通气治疗时，胸膜腔内压按重力方向的分布，自上而下负值逐渐减小，甚至变为正值。患者发生 ARDS 时，胸膜腔内压重力分布梯度更为显著。大部分下垂肺区胸膜腔内压正值较大，在吸气末不能产生足够的负压使呼吸道开放，导致下垂肺区的肺泡萎陷。采用俯卧位通气治疗时，胸膜腔内压的重力分布梯度减弱，上下较为平均，跨肺压也较为均匀，使得原先萎陷的背侧肺区肺泡复张，各部分肺区通气比较均匀，通气/血流灌注比值更加匹配。近年研究结果表明，对于中、重度 ARDS 患者，应尽早予以实施俯卧位通气治疗，并且每天俯卧位通气治疗时间超过 16 h 时，可降低该病病死率[18-21]。因此，对于 PaO$_2$/FiO$_2$＜150 mmHg 的 ARDS 患者，建议进行俯卧位通气治疗，并且每天至少治疗16 h。

三、挽救性治疗

如果肺复张和俯卧位通气治疗均无法控制 ARDS 患者病情进展，可考虑进行挽救性治疗，包括使用神经肌肉阻滞剂及体外膜氧合(extracorporeal membrane oxygenation，ECMO)治疗。

1. 神经肌肉阻滞剂　神经肌肉阻滞剂可完全抑制 ARDS 患者的自主呼吸，有助于改善 ARDS 患者的氧供与氧耗平衡，显著降低氧耗，同时可以降低因呼吸窘迫产生过高跨肺压导致的呼吸机相关肺损伤。目前研究结果表明，对于 PaO$_2$/FiO$_2$＜150 mmHg 的中、重度 ARDS 患者，早期连续输注神经肌肉阻滞剂顺-阿曲库铵 48 h，可降低 ARDS 患者 90 d 病死率，显著降低呼吸机使用时间及气压伤发生率，并且不增加 ICU 获得性衰弱风险。因此，对于 ARDS 患者，经过充分的镇痛、镇静后，呼吸窘迫症状仍无改善者，则建议尽早予以持续输注神经肌肉阻滞剂 48 h，以控制患者的自主呼吸，并且建议将顺-阿曲库铵作为首选神经肌肉阻滞剂[22-24]。

2. ECMO　ECMO 是持续体外生命支持技术之一,用于部分或完全替代患者心肺功能,从而为原发病的诊治争取时间。对于已接受保护性通气治疗超过 6 h,但 PaO_2/FiO_2 仍小于 100 mmHg,$FiO_2>90\%$ 和(或)急性肺损伤评分(Murray score)为 3~4 分的 ARDS 患者,若无 ECMO 治疗禁忌证,则建议进行 ECMO 治疗。ECMO 治疗虽然无绝对禁忌证,但考虑到患者的个体风险和收益,有些相对禁忌证应予以重视,具体包括以下 5 个方面。①接受高呼吸机参数水平($FiO_2>90\%$,吸气平台压> 30 cmH_2O)超过 7 d 的有创机械通气治疗;②药物导致的免疫抑制(中性粒细胞绝对计数<$0.4\times10^9/L$);③近期或扩大的中枢神经系统出血;④不可恢复的并发症,如主要中枢神经系统损伤或终末期恶性肿瘤;⑤年龄:没有具体的年龄禁忌证,但应考虑 ECMO 治疗获益随着 ARDS 患者年龄增加而降低。对于需要接受 ECMO 治疗的 ARDS 患者,建议转入当地有条件的 ECMO 中心治疗[25]。

四、高碳酸血症的处理

应用小潮气量有创机械通气策略治疗 ARDS 患者后,$PaCO_2$ 升高的处理原则如下。若 $PaCO_2\leqslant60$ mmHg,且仅为呼吸性酸中毒,通常 pH>7.30,因此无须特殊处理;如果 $PaCO_2>60$ mmHg,且 pH<7.20,首先建议增加呼吸频率,通过增加分钟通气量来增加 CO_2 排出,但如果呼吸频率增加到 35 次/分时,$PaCO_2$ 仍>50 mmHg,且因呼吸因素导致酸中毒(pH<7.20),建议应用 ECMO 技术进行挽救性治疗。若仅仅是高碳酸血症,无明显低氧血症,可以应用 mini-ECMO 技术清除体内过多的 CO_2[26]。

五、有创呼吸机的撤离

ARDS 患者经过有创机械通气治疗后,病情改善,若吸气平台压<30 cmH_2O,$FiO_2\leqslant40\%$,PEEP$\leqslant5$ cmH_2O,可将呼吸机由容量控制通气模式更改为压力支持通气模式。当 ARDS 患者满足以下条件时,可以考虑撤离有创呼吸机:①意识清醒;②循环系统稳定,即无须使用血管活性药物,或多巴胺使用剂量<5 $\mu g/(kg\cdot min)$,或去甲肾上腺素使用剂量<20 $\mu g/min$;③呼吸机通气模式为压力支持通气模式、$FiO_2\leqslant$ 40%、PEEP$\leqslant5$ cmH_2O、$SpO_2>95\%$ 或 $PaO_2/FiO_2\geqslant250$ mmHg、35 mmHg$\leqslant$ $PaCO_2\leqslant50$ mmHg 或浅快呼吸指数$\leqslant105$[27]。

对 ARDS 患者进行气管拔管前,建议对其进行自主呼吸试验(spontaneous breathing trial,SBT),以最终确认是否可以进行气管拔管。SBT 可采用以下 3 种方法。①T 管法:直接断开呼吸机,并通过 T 管吸氧;②持续气道正压通气:将呼吸机设置为持续气道正压通气模式,压力设置为 5 cmH$_2$O;③压力支持通气(pressure support ventilation,PSV):将呼吸机设置为 PSV 模式,设置 PEEP≤5 cmH$_2$O,压力支持水平为 5~7 cmH$_2$O。患者进行自主呼吸约 30 min,观察 SBT 情况。SBT 成功的指标包括:浅快呼吸指数<105,8 次/分<呼吸频率<35 次/分,潮气量>4 ml/kg,心率<140 次/分或者 SBT 期间心率较 SBT 前变化<20%,无新发心律失常,SpO$_2$>90%[28]。

六、诊治流程图

ARDS 有创机械通气治疗流程见图 3-1。

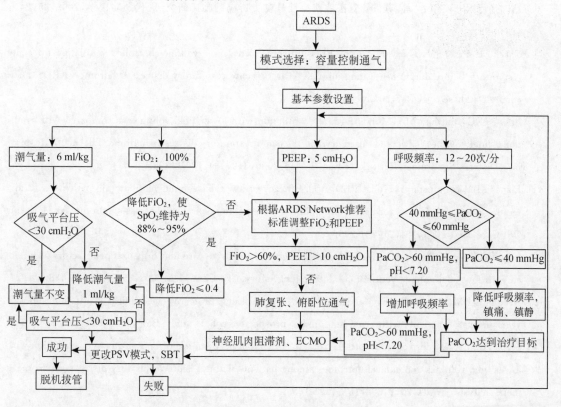

图 3-1　ARDS 有创机械通气治疗流程

注:ARDS. 急性呼吸窘迫综合征;FiO$_2$. 吸入氧浓度;PEEP. 呼气末正压;SpO$_2$. 脉搏血氧饱和度;PaCO$_2$. 动脉血二氧化碳分压;PSV. 压力支持通气;SBT. 自主呼吸试验;ECMO. 体外膜氧合;1 cmH$_2$O＝0.098 kPa;1 mmHg＝0.133 kPa

参 考 文 献

[1] Wilson JG, Matthay MA. Mechanical ventilation in acute hypoxemic respiratory failure: a review of new strategies for the practicing hospitalist. J Hosp Med, 2014, 9(7): 469-475.

[2] 邱海波. 急性呼吸窘迫综合征 50 年: 中国与世界. 中华重症医学电子杂志, 2016, 2(4): 225-230.

[3] ARDS Definition Task Force, Ranieri VM, Rubenfeld GD, et al. Acute respiratory distress syndrome: the Berlin definition. JAMA, 2012, 307(23): 2526-2533.

[4] Hollzapfel L, Chastang C, Demingeon C, et al. A randomized study assessing the systematic search for maxillary sinusitis in nasotracheally mechanically ventilated patients. Influence of nosocomial maxillary sinusitis on the occurrence of ventilator-associated pneumonia. Am J Respir Crit Care Med, 1999, 159(4): 695-701.

[5] 郑瑞强, 林华, 卢年芳, 等. 鼻胃管对医院获得性鼻窦炎影响的临床研究. 现代预防医学, 2008, 35(24): 4883-4884.

[6] Chacko B, Peter JV, Tharyan P, et al. Pressure-controlled versus volume-controlled ventilation for acute respiratory failure due to acute lung injury (ALI) or acute respiratory distress syndrome (ARDS). Cochrane Database Syst Rev, 2015, 1: CD008807.

[7] Brower RG, Matthay MA, Morris A, et al. Ventilation with lower tidal volumes as compared with traditional tidal volumes for acute lung injury and the acute respiratory distress syndrome. The Acute Respiratory Distress Syndrome Network. N Engl J Med, 2000, 342(18): 1301-1308.

[8] Eisner MD, Thompson T, Hudson LD, et al. Efficacy of low tidal volume ventilation in patients with different clinical risk factors for acute lung injury and the acute respiratory distress syndrome. Am J Respir Crit Care Med, 2001, 164(2): 231-236.

[9] Umoh NJ, Fan E, Mendez-Tellez PA, et al. Patient and intensive care unit organizational factors associated with low tidal volume ventilation in acute lung injury. Crit Care Med, 2008, 36(5): 1463-1468.

[10] Needham DM, Colantuoni E, Mendez-Tellez PA, et al. Lung protective mechanical ventilation and two year survival in patients with acute lung injury: prospective cohort study. BMJ, 2012, 344: e2124.

[11] Serpa Neto A, Cardoso SO, Manetta JA, et al. Association between use of lung-protective ventilation with lower tidal volumes and clinical outcomes among patients without acute respiratory distress syndrome: a meta-analysis. JAMA, 2012, 308(16): 1651-1659.

[12] Tenney SM, Remmers JE. Comparative quantitative morphology of the mammalian lung: diffusing area. Nature, 1963, 197: 54-56.

[13] Ventilation with lower tidal volumes as compared with traditional tidal volumes for acute lung injury and the acute respiratory distress syndrome. The Acute Respiratory Distress Syndrome Network. N Engl J Med, 2000, 342(18): 1301-1308.

[14] Lim S, Adams AB, Simonson DA, et al. Intercomparison of recruitment maneuver efficacy in three models

of acute lung. Crit Care Med,2004,32(12):2371-2377.

[15] Brower RG,Lanken PN,MacIntyre N,et al. Higher versus lower positive end-expiratory pressures in patients with the acute respiratory distress syndrome. N Engl J Med,2004,351(4):327-336.

[16] Gattinoni L,Caroni P,Chiumello D,et al. Lung recruitment in patients with acute respiratory distress syndrome. N Engl J Med,2006,354(17):1775-1786.

[17] Mercat A,Richard JC,Vielle B,et al. Positive end-expiratory pressure setting in adults with acute lung injury and acute respiratory distress syndrome:a randomized controlled trial. JAMA,2008,299(6):646-655.

[18] Hess DR. Ventilatory strategies in severe acute respiratory failure. Semin Respir Crit Care Med,2014,35(4):418-430.

[19] Guérin C,Reignier J,Richard J,et al. Prone positioning in severe acute respiratory distress syndrome. N Engl J Med,2013,368(23):2159-2168.

[20] Beitler JR,Shaefi S,Montesi SB,et al. Prone positioning reduces mortality from acute respiratory distress syndrome in the low tidal volume era:a meta-analysis. Intensive Care Med,2014,40(3):332-341.

[21] Sud S,Friedrich JO,Adhikari NK,et al. Effect of prone positioning during mechanical ventilation on mortality among patients with acute respiratory distress syndrome:a systematic review and meta-analysis. CMAJ,2014,186(10):E381-E390.

[22] Gainnier M,Roch A,Forel JM,et al. Effect of neuromuscular blocking agents on gas exchange in patients presenting with acute respiratory distress syndrome. Crit Care Med,2004,32(1):113-119.

[23] Papazian L,Forel JM,Gacouin A,et al. Neuromuscular blockers in early acute respiratory distress syndrome. N Engl J Med,2010,363(2):1107-1116.

[24] Alhazzani W,Alshahrani M,Jaeschke R,et al. Neuromuscular blocking agents in acute respiratory distress syndrome:a systematic review and meta-analysis of randomized controlled trials. Crit Care,2013,17(2):R43.

[25] Brodie D,Bacchetta M. Extracorporeal membrane oxygenation for ARDS in adults. N Engl J Med,2011,365(20):1905-1914.

[26] Bein T,Weber-Carstens S,Goldmann A,et al. Lower tidal volume strategy (≈ 3 ml/kg) combined with extracorporeal CO2 removal versus'conventional'protective ventilation (6 ml/kg) in severe ARDS:the prospective randomized Xtravent-study. Intensive Care Med,2013,39(5):847-856.

[27] Esteban A,Alía I,Tobin MJ,et al. Effect of spontaneous breathing trial duration on outcome of attempts to discontinue mechanical ventilation. Spanish Lung Failure Collaborative Group. Am J Respir Crit Care Med,1999,159(2):512-518.

[28] MacIntyre NR,Cook DJ,Ely EW Jr,et al. Evidence-based guidelines for weaning and discontinuing ventilatory support:a collective task force facilitated by the American College of Chest Physicians; the American Association for Respiratory Care; and the American College of Critical Care Medicine. Chest,2001,120(Suppl 6):375S-395S.

第二节　经典病例与解析(含视频)

扫描二维码
观看视频

　　患者,女性,28 岁,因"咳嗽、咳痰伴发热 4 d,加重伴胸闷、气喘 0.5 d"急诊就医。查体:身高 160 cm,体质量 80 kg,心率 150 次/分,呼吸频率 40 次/分,体温 38.9 ℃,无创血压 180/110 mmHg,烦躁不安,口唇明显发绀,双下肺呼吸音明显减低,面罩吸氧 8 L/min 情况下,经皮血氧饱和度仅 85%,胸部 X 线片提示双下肺炎症,血常规、动脉血气已查尚未回报结果。根据目前资料,考虑初步诊断为"重症肺炎、呼吸衰竭"。

【问题一】　是否应收住 ICU?

A. 立即气管插管收住 ICU

B. 面罩加压给氧,SpO_2 上升至 90% 以上后气管插管,收住 ICU

C. 立即收住 ICU

D. 在抢救室应用无创通气,氧合改善后收住 ICU

【正确答案】　B

【解析】　在严重低氧情况下实施气管插管操作势必导致低氧血症进一步恶化,心脏氧供进一步下降而发生心搏骤停,应用面罩加压给氧使 SpO_2 上升至 90% 以上,此时动脉血氧分压在 60 mmHg 以上,可以满足气管插管期间组织基本氧供,避免严重低氧带来的严重并发症。急性呼吸衰竭患者的气管插管必须在充足的氧储备情况下进行。

【问题二】　因为患者意识清醒、烦躁不安,急诊抢救室的医师拟行气管插管,应选择?

A. 经鼻气管插管

B. 经口气管插管

C. 应用喉罩

【正确答案】　B

【解析】　经口气管插管可以避免经鼻气管插管可能导致的医院获得性鼻窦炎,进而增加医院获得性肺炎风险,经口气管插管更有利于呼吸道引流,特别是与经鼻气管插管相比,经口气管插管因气管插管本身导致的呼吸力学影响更少。因涉及气道引流和保证确定的人工气道对于重症肺炎所致急性呼吸衰竭患者不适用。

【问题三】　基于上述治疗,在病房的您需要和护理人员一起做好迎接患者转入的准备,根据患者情况首先选择一台有创呼吸机,连接相关管路后,患者到病房时首先选择的有创呼吸模式是哪种?

A. 容量控制通气

B. 压力控制通气

【正确答案】　A

【解析】　根据病史,该患者初步诊断重症肺炎、急性呼吸窘迫综合征,有创机械通气应该遵循的原则是以呼吸力学监测的小潮气量为核心的肺保护性通气策略,应用容量控制通气可以根据理想体重设置潮气量,而压力控制通气的潮气量取决于呼吸和设置送气的压力、患者自主呼吸的努力和呼吸系统的阻力,ARDS 患者自主呼吸努力很强,无法保证小潮气量,甚至有 ARDS 患者因为自主呼吸负压太强而发生自主呼吸相关肺损伤。有荟萃分析提示 ARDS 患者应用容量控制通气较应用压力控制通气可以降低患者的病死率。

【问题四】　如选择容量控制通气模式,应如何设置潮气量?

A. 320 ml

B. 480 ml

C. 420 ml

D. 640 ml

【正确答案】　A

【解析】　潮气量设置应该按照理想体重设置而不是实际体重,ARDS 患者初始根据理想体重按照 6ml/kg 设置潮气量,理想体重计算公式为:

男性理想体重(kg)=50.0+0.91×[身高(cm)-152.4]

女性理想体重(kg)=45.5+0.91×[身高(cm)-152.4]

该患者为女性,理想体重(kg)=45.5+0.91×(160-152.4)=52.4 kg,潮气量为 52.4×6 ml=315 ml,故设置为 320 ml。

【问题五】　呼吸机设置参数上,初始设置的吸氧浓度应为多少?

A. 50%

B. 80%

C. 100%

D. 60%

【正确答案】 C

【解析】 患者从急诊抢救室转运来ICU,当不知道患者氧合情况时,为保证初始机械通气时患者不出现低氧血症,初始的吸氧浓度均设置为100%,不一定是最合适的,但却是最安全的。

【问题六】 初始设置的PEEP应为多少?

A. 5~6 cmH$_2$O

B. 6~10 cmH$_2$O

C. 10~12 cmH$_2$O

D. 2~3 cmH$_2$O

【正确答案】 A 或 B

【解析】 正常人生理性PEEP在5 cmH$_2$O左右,建立人工气道后,呼气末下呼吸道直接与外界相同,生理性PEEP消失,至少应设置5~6 cmH$_2$O的生理性PEEP,然后需根据患者情况按照PEEP滴定原则滴定PEEP,选择A;从病例情况看,患者至少为中度ARDS,但尚不明确患者肺部病变情况,所以也可以经验性选择PEEP,选择B。

【问题七】 将呼吸机各项参数设定之后使之处于备用状态,待患者到达ICU后,立即将呼吸机与患者气管插管连接,监测基本生命体征和SpO$_2$等指标,这时如发现呼吸机压力-时间曲线提示气道峰压(Ppeak)45 cmH$_2$O,气道平台压(Pplat)40 cmH$_2$O,而设置的气道压力报警上限为40 cmH$_2$O,呼吸机频频报警时,应如何处理?

A. 调高气道压力上限报警值到50 cmH$_2$O

B. 调低设置的潮气量1 ml/kg,保证Pplat在30 cmH$_2$O以下

C. 考虑为痰液阻塞,请护士吸痰

D. 考虑为患者烦躁人机对抗所致,给予充分镇静

【正确答案】 B

【解析】 呼吸机压力-时间曲线提示气道峰压为45 cmH$_2$O,平台压为40 cmH$_2$O,峰压包含克服摩擦阻力和弹性阻力的压力,平台压为克服弹性阻力需要的

压力,峰压和平台压的压差为克服气道阻力的压力,由此可见该患者气道压力的增高主要是平台压增高所致,以小潮气量为核心的肺保护性通气策略明确采用的潮气量应该小到使平台压小于 30 cmH$_2$O,故应该按照 ARDS Net-work 的方法,按照 1 ml/kg 理想体重减少潮气量,保证平台压在 30 cmH$_2$O 以下或潮气量减少至 4 ml/kg 理想体重;峰压和平台压的压差没有明显增加,说明不是气道阻塞引起的气道压力增加所致,故不考虑痰液阻塞气道,同样原因也不考虑患者烦躁人机对抗所致;调高气道压力上限报警方法非常危险不宜采用。

【问题八】 患者在吸氧浓度 100%,PEEP 8 cmH$_2$O 的初始条件下 SpO$_2$ 仅能在 88%,查动脉血气分析提示:pH 7.34,PaO$_2$ 60 mmHg,PaCO$_2$ 28 mmHg,下一步的处理是什么?

A. 实施肺复张

B. 增加 PEEP

C. 根据 P-V 曲线调整 PEEP

D. 观察 30 min 后,复查血气

【正确答案】 A

【解析】 患者在吸氧浓度 100%条件下 PaO$_2$/FiO$_2$ 仅为 60 mmHg,故需要实施肺复张,肺复张是将塌陷或不张的肺通过一定的方法张开,以增加肺容积的方法,PEEP 的作用在于使复张的肺泡不再在呼气末塌陷。

【问题九】 行肺复张前需要评价肺可复张性吗?如需要,应如何进行最佳评价?

A. CT 法

B. P-V 曲线法

C. EIT 监测方法

D. 将 PEEP 从 5 cmH$_2$O 调整到 20 cmH$_2$O,观察 PaO$_2$/FiO$_2$ 是否增加、PaCO$_2$ 是否降低、肺顺应性是否改善,如果符合 2 条及以上说明具有可复张性

【正确答案】 D

【解析】 CT 法是评价可复张性的金标准,P-V 曲线法监测肺复张容积可以有效评估可复张肺容积;EIT 实现床边可视化评价可复张性并能监测过度膨胀情况,但上述 3 种方法均具有一定局限性,CT 法不可能成为常规方法,P-V 曲线法需要对患者进行充分镇静和肌肉松弛处理,然后采用低流速的准静态顺应性方法测量,操作较为复杂,仅适用于科研需要,EIT 目前临床尚未得到普及。D 选择的方法简单方便,床边易

于操作,故推荐选择 D 方法。

【问题十】 患者的病变肺具有可复张性,应选择哪种肺复张方式?

A. 控制性肺膨胀

B. PEEP 递增法

C. 压力控制法

D. 大潮气量法

【正确答案】 ABC

【解析】 A、B、C 3 种方法均可达到同样的效果,可选择医师最熟悉的方法。

【问题十一】 实施肺复张后,患者 SpO_2 增加到 96%,下一步呼吸机参数应调整为?

A. 逐渐调整减低 FiO_2,维持 $SpO_2 > 90\%$

B. 增加 PEEP,维持 $SpO_2 > 90\%$ 情况下减低 FiO_2

C. 同时减低 FiO_2 和 PEEP

D. 继续观察,30 min 后复查动脉血气

【正确答案】 B

【解析】 肺复张有效,说明有塌陷的肺泡张开,同时也说明原有的 PEEP 不够,如果此时不调高 PEEP,肺复张打开的肺泡会再次塌陷造成肺损伤和血氧难以维持,因此,此时应调整 PEEP 维持肺复张打开的肺泡保持开放状态。肺复张后 PEEP 的调整可以根据 ARDS Net-work 有可复张性 ARDS 的 PEEP 设置表格设置,也可采用将 PEEP 设置到 20 cmH_2O,每分钟减低 2 cmH_2O,直至氧合明显先降低,说明此时的 PEEP 不能有效维持肺泡开张状态,有新的肺泡塌陷,此 PEEP 之前的 PEEP 即为此时的最佳 PEEP,重新实施一次肺复张后将 PEEP 设置在最佳 PEEP 水平。将潮气量减低到 290 ml,将呼吸频率增加到 22 次/分,实施肺复张后滴定 PEEP 为 12 cmH_2O,此时 SpO_2 维持在 95%~96%,将 FiO_2 逐渐减低到 60%。

【问题十二】 此时 SpO_2 在 93%~95%,呼吸机平台压 30 cmH_2O,复查动脉血气分析提示:pH 7.27,PaO_2 65 mmHg,$PaCO_2$ 45 mmHg,下一步的治疗措施是?

A. 实施俯卧位通气

B. 应用神经肌肉阻滞剂

C. 增加 PEEP 到 15 cmH_2O

D. 增加潮气量

【正确答案】　AB

【解析】　临床工作中首选俯卧位通气,重度 ARDS,如果实施肺保护性机械通气策略并根据呼吸力学参数调整后,PEEP$>$10 cmH$_2$O,FiO$_2>$60%,Pplat$>$28 cmH$_2$O时,PaO$_2$/FiO$_2<$150 mmHg 的患者需要实施俯卧位通气。对于 Pplat$>$30 cmH$_2$O,PaO$_2$/FiO$_2<$150 mmHg 或呼吸窘迫、自主呼吸过强无法实施小潮气量的早期重度 ARDS 患者可以应用神经肌肉阻滞剂。

【问题十三】　影响您不愿意实施俯卧位通气的原因是?

A. 无专用翻身床,人力资源不足

B. 管路滑脱的安全性问题

C. 压疮的安全性问题

D. 俯卧位通气对预后的影响存在争议

【正确答案】　本题不设置正确答案

【解析】　各家医院的情况不同,但需要强调的是俯卧位通气通过改变重力依赖区促进肺复张,其实质上是肺复张,但避免了其他肺复张方法可能导致的正常通气的肺泡过度膨胀,达到肺复张的效果而避免不良反应,应该作为重度 ARDS 的标准化治疗手段。

【问题十四】　影响您不选择神经肌肉阻滞剂的原因是?

A. 无使用经验

B. 担心 ICU 获得性肌无力

C. 神经肌肉阻滞剂不能改善预后

D. 担心增加医院感染和压疮风险

【正确答案】　本题不设置正确答案

【解析】　所列选项在每家医院均存在,虽然之前的研究早期短时间应用神经肌肉阻滞剂改善重度 ARDS 预后,但 2019 年 *JAMA* 一篇前瞻性研究得到的是阴性结果。究其原因,神经肌肉阻滞剂的作用在于抑制过强的自主呼吸减低跨肺驱动压,避免机械通气相关肺损伤,是否应用和应用的时间应根据食管压监测,长期使用神经肌肉阻滞剂带来的获得性肌无力和压疮、感染风险客观存在。

【问题十五】 如果准备实施俯卧位通气,您准备给患者每天实施俯卧位通气多长时间?

A. 4 h

B. 8 h

C. 16 h

D. 持续实施俯卧位通气直至氧合不再改善

【正确答案】 CD

【解析】 根据文献,重度 ARDS 患者实施俯卧位通气每天应该达到 16 h 以上才能改善预后。俯卧位通气的实质是改变重力依赖区实现肺复张,俯卧位通气时,新的重力依赖区出现,肺不张时氧合将不再改善甚至恶化,此时应该停止俯卧位通气,再次改变重力依赖区,所以有学者主张俯卧位通气应个体化、精准化,具体时间应为持续实施俯卧位通气,直至氧合不再改善或开始变差。

【问题十六】 予以患者神经肌肉阻滞剂并实施俯卧位通气后,SpO_2 上升到 99%,Pplat 降低到 25 cmH_2O,复查动脉血气分析提示:pH 7.25,PaO_2 110 mmHg,$PaCO_2$ 60 mmHg,此时应做何处理?

A. 继续观察

B. 逐步减低吸氧浓度至 50% 以下

C. 逐步减低吸氧浓度至 50% 以下,增加呼吸频率至 25 次/分,增加潮气量到 320 ml,监测 Pplat 不超过 30 cmH_2O

D. 增加潮气量至 420 ml,减低 PEEP 到 8 cmH_2O

【正确答案】 C

【解析】 上述治疗后可以看到氧合明显改善,但出现二氧化碳潴留,呼吸性酸中毒,因此,需要以最低的吸氧浓度维持目标氧合减低吸氧浓度,此时平台压为 25 cmH_2O,可以在监测 Pplat 不超过 30 cmH_2O 条件下尝试适当增加潮气量。

【问题十七】 使用神经肌肉阻滞剂的时间应为?

A. 24~48 h

B. 12~24 h

C. 48~72 h

D. 监测食管压,保证跨肺驱动压<15 cmH_2O 决定是否停用神经肌肉阻滞剂

【正确答案】 AD

【解析】 目前文献报道,神经肌肉阻滞剂应用 24～48 h 可改善预后,过长时间使用发生获得性肌无力的可能性明显增加。近期有学者提出,应用神经肌肉阻滞剂的根本目的是避免跨肺驱动压过大,应根据跨肺驱动压决定应用时间,通过被动活动避免获得性肌无力。

【问题十八】 经过 5 d 治疗,患者病情明显缓解,目前呼吸机应用 PSV 模式,PS 12 cmH$_2$O,PEEP 5 cmH$_2$O,FiO$_2$ 40%,动脉血气分析:pH 7.38,PaO$_2$ 150 mmHg,PaCO$_2$ 42 mmHg,考虑脱机拔管,常用的 SBT 模式是?

A. T 管

B. CPAP

C. PSV

D. 智能脱机模式(如 ASV、Smartcare 等)

【正确答案】 本题不设置正确答案

【解析】 可根据个人经验,选择最熟悉的 SBT 模式。

【问题十九】 患者俯卧位通气后病情无明显改善,在 FiO$_2$ 60%、PEEP 12 cmH$_2$O 条件下,动脉血气分析 pH 7.21,PaO$_2$ 51 mmHg,PaCO$_2$ 58 mmHg,此时的处理是?

A. 根据 ARDS Net-work 调整 FiO$_2$ 和 PEEP

B. 高频震荡通气

C. 邀请 ECMO 中心会诊,实施 ECMO 治疗后转 ECMO 中心

D. 维持目前治疗

【正确答案】 C

【解析】 经过上述治疗病情未见明显改善,重度 ARDS 患者存在 PaO$_2$/FiO$_2$ < 80 mmHg 持续 6 h 以上,严重呼吸性酸中过度 pH < 7.15,小潮气量情况下 Pplat 仍 > 35 cmH$_2$O,应选择 ECMO 治疗。

第**4**章

多发伤急性期诊治流程

第一节 诊治流程(含解读视频)

扫描二维码
观看解读视频

多发伤是指机体在单一机械致伤因素作用下,2个或2个以上解剖部位遭受损伤,其中至少1处损伤即使单独存在也可危及患者生命或肢体[1]。多发伤是重症医学科(intensive care unit,ICU)最常见的创伤,约占ICU创伤患者总数的60%[2]。因存在休克发生较早,创伤性凝血病发生率较高等特点,也是ICU早期病死率最高的创伤性疾病之一。多发伤治疗的关键在于尽早发现并及时处置最危及生命的伤情,随后进行全面排查,避免伤情的遗漏,而这也是治疗的难点所在[3]。制定本流程的目的在于规范多发伤急性期伤情处理的顺序及复苏的方法,减少ICU医务人员因伤情判断延误或疏漏造成的损害,降低多发伤急性期患者的病死率与致残率。

本流程制定的方法,是按照ICU收治多发伤患者的实际过程构成流程的主轴,分为初始"ABC"评估与处理、筛查处理最危及生命的伤情及系统排查伤情3个阶段,明确每个阶段必须完成的处理事项和时间节点,并按照多个创伤指南来规范和完善流程主轴。

一、初始 ABC 评估与处理

"ABC"评估中"A"表示气道(airway),"B"表示呼吸(breath),"C"表示循环(circulation)[4],其代表ICU医务人员在最初接诊多发伤患者时需要抓住的"主要矛盾",并需要依据"主要矛盾"作出针对性处理以迅速稳定呼吸循环,这一阶段必须在5 min内完成,为后续处理争取更多的时间。因时间较短,所以本文对传统的呼吸循环判断指标进行了精简,如存在异常,应立即按照流程进行后续处理。

1. **呼吸循环判断**　如接诊患者处于心跳、呼吸停止状态，立即启动心肺脑复苏直至自主心跳恢复。如心跳、呼吸存在，则按照后续流程实施。

2. **气道**　气道是否存在危及生命状况的判断指标，即有无导致气道梗阻或窒息的高危因素，包括：①意识障碍导致的气道保护性反射丧失；②气道内大量分泌物（血液、痰液、误吸物）积聚不能排出；③气道及周围血管、组织创伤导致的血肿压迫、气道塌陷。只要存在其中任一因素，立即建立人工气道，首选的方法是经口气管插管，如存在经口插管困难、颌面部严重受损、张口困难等，选择气管切开。

3. **呼吸**　危及生命的呼吸异常可表现为通气功能障碍和换气功能障碍，有一系列判断的指标，但在接诊初期没有时间进行全面判断，因此，本文筛选的指标是经皮血氧饱和度（arterial oxygen saturation，SpO_2）。因为任何形式的呼吸异常，其严重阶段必然引起氧合功能的下降，表现为 SpO_2 降低。如果接诊患者 SpO_2 在 90% 以上，可先密切观察，低于 90% 则立即启动氧疗或机械通气。

4. **循环**　多发伤导致的危及生命的循环异常，多表现为由于失血引起的低血容量性休克，其可引起心率、血压、组织灌注等一系列指标的变化，初始接诊以血压作为判断循环异常的指标。如果接诊患者平均动脉压（mean arterial pressure，MAP）低于65 mmHg（1 mmHg＝0.133 kPa），则启动液体复苏，采取损伤控制性复苏中的容许性低血压管理策略，在活动性出血未控制前，维持动脉收缩压（systolic arterial pressure，SAP）80～100 mmHg 即可[5]。

在医师进行 ABC 评估的同时，护理需在 5 min 内完成，包括：心电监护、静脉通路建立、颈托稳定颈椎（除非影像学检查已排除颈椎骨折）、骨盆带稳定骨盆（除非影像学检查已排除骨盆骨折）、留取血标本（血型交叉配血、血常规、凝血功能）和保温等事项。

二、筛查和处理最危及生命的伤情

在呼吸循环得到初步监测和处理后，立即进入伤情筛查和处理阶段。因多发伤伤情不止一处，所以必须在最短的时间内找出最危及生命的伤情并及时处置。在本阶段并不需要对伤情作出全面的筛查，避免贻误患者的最佳抢救时间。

但多发患者受伤部位较多，如何能在最短的时间内筛查出最危及生命的伤情是对 ICU 医务人员成功救治多发伤的最大考验。最危及生命的伤情包括：张力性气胸，急性心脏压塞，尚未止住的活动性出血（头面、四肢血管破裂或断裂出血，胸腹腔活动性出血，骨盆不稳定骨折致血管破裂出血），颅内压进行性升高的颅脑损伤。需在15 min 内完成上述伤情的筛查，并开始处理。

筛查的顺序从生命体征着手,包括呼吸、循环和意识状况的判断,并对伤情部位进行快速流程化诊断与处置。

1. 呼吸　如果患者在建立人工气道,给予氧疗或机械通气后,仍存在呼吸困难、SpO_2未出现提升甚至进行性下降,同时伴有血流动力学不稳定,即应考虑存在张力性气胸的可能[2]。立即床旁超声排查气胸征象;如无床旁超声,可听诊呼吸音是否消失,在呼吸音消失侧行胸腔诊断性穿刺,如抽出气体,即可诊断。明确诊断后立即行胸腔闭式引流术。

2. 循环　如进行液体复苏和缩血管药物应用后,血压仍呈进行性下降,即开始以下判断流程:①听诊心音,如心音低钝甚至消失,同时伴有颈静脉怒张,考虑存在急性心脏压塞,立即行床旁超声排查急性心脏压塞征象,如存在心脏压塞,立即超声定位下行心包穿刺引流术。②如患者存在体表即可发现的活动性出血,或入科时即有加压止血或钳夹血管止血处理,说明患者有大血管破裂甚至断裂,立即联系相关外科或介入科室行手术或介入止血治疗。③超声筛查胸腹盆腔是否存在液性暗区,在存在液性暗区处行诊断性穿刺,如抽出不凝血,则考虑存在活动性出血,立即联系相关外科或介入科室行手术或介入止血治疗。

3. 意识　患者入科即进行意识判断和格拉斯哥昏迷评分(Glasgow coma scale,GCS)[6],如患者GCS≤8分或存在意识障碍进行性加重,瞳孔直径不等大或变化等表现,即考虑存在颅内压升高的颅脑损伤[7],结合颅脑CT表现联系神经外科进行减压处理,如入科无颅脑CT,则应创造条件行颅脑CT检查。

通过以上流程,可以发现床旁超声在伤情筛查中的必要性和重要性,所以推荐所有多发伤患者在初始ABC评估流程结束后,立即行扩展床旁超声创伤快速评估流程(extended focused assessment with sonography for trauma,EFAST)[8],可在3～5 min内完成除颅脑评估外的所有最危及生命伤情的评估,具体流程如下:①心脏探头,是否存在心包积液,排查急性心脏压塞;②胸腹腔探头,探查左右侧胸腔是否存在气胸表现(胸膜滑动消失、平流层征、肺点);③胸腹腔探头,探查左右侧胸腔、右侧腹腔(肝肾间隙)、左侧腹腔(脾肾间隙)、盆腔耻骨上切面是否存在游离液性暗区,结合诊断性穿刺诊断胸腔或腹、盆腔内活动性出血。

在手术干预时,此时的目的是止血或减压,因此需行损伤控制性手术,即以最快的时间和最简单的方式解决最危及生命的伤情,不需要进行彻底的修复手术[4],术后在ICU治疗,待生命体征平稳后再择期行修复手术。如存在2个以上需要处理的最危及生命伤情,可考虑同时进行,如重型颅脑外伤合并腹腔脏器活动性出血,此时需要多学科紧密协作[9]。

三、止血性复苏

多发伤急性期的复苏,不宜大量补充晶体液,会造成凝血因子的进一步稀释,使创伤性凝血病发生概率增加、时程提前[10]。因此,此时的复苏应是以快速恢复凝血功能为目的的止血性复苏,在筛查最危及生命伤情阶段即可开始。止血性复苏的核心是在补充红细胞的同时,加强新鲜冰冻血浆和血小板的补充,尽量达到红细胞、新鲜冰冻血浆、血小板以 1 : 1 : 1 输注。复苏目标为:活化部分凝血活酶时间(activated partial thromboplastin time,APTT)、凝血酶原时间(prothrombin time,PT)至正常范围,血红蛋白(hemoglobin,Hb)＞70 g/L、纤维蛋白原(fibrinogen,Fib)＞1.5 g/L、血小板(platelet,PLT)＞$75×10^9$/L[5]。

在创伤早期(1 h 内),可以补充氨甲环酸,用法为:1 g 首剂 10 min 内输注完毕,随后维持总剂量 1 g 输注 8 h。此方法经大型随机对照试验(randomized controlled trial,RCT)证实可降低创伤患者早期病死率[11-12],并在指南中列为明确推荐意见[5]。

四、系统排查伤情

在明确的止血性处置完成后,或患者生命体征暂时稳定处于保守性治疗阶段,即开始进行伤情的二次系统排查。此时的重点是:筛查有无活动性出血并进行全面伤情评估,避免漏诊。

1. 评估是否还存在活动性出血　多发伤患者一旦损伤控制性手术完成,止血成功,血流动力学会快速恢复平稳,组织灌注改善,表现为 MAP≥65 mmHg,血乳酸＜2 mmol/L,不需要大剂量缩血管药物维持血压。如以上 3 点有任何一点不能达标,即可能仍存在尚未止住的活动性出血,需再进行筛查。而此时的活动性出血,多来自于肉眼不可见的地方,如胸、腹、盆腔,因此,再次超声 EFAST 排查非常必要。

2. 伤情系统排查　在患者最危及生命的伤情解除,生命体征和组织灌注趋于平稳后,需进行伤情的全面排查,避免漏诊。推荐采用 CRASHPLAN 流程[13]进行评估(C 为心脏,R 为呼吸,A 为腹部,S 为脊柱,H 为头颅,P 为骨盆,L 为四肢,A 为血管,N 为神经),每一字母所代表的解剖部位均须进行严格筛查,在筛查的方法中,影像学占据了非常重要的地位,但千万不能因此忽略了体格检查,尤其是存在神经损伤的患者。

伤情评估完成后,需进行二次处理,此时处理的目的是尽可能进行功能修复。其中,重点关注颅脑、脊柱(脊髓)、骨盆、胸腹腔脏器、四肢(尤其早期因出血使用止血带或夹闭血管的肢体,需关注其远端神经、肌肉状况)。如存在颅脑损伤加重和胸腹腔脏器破裂,需优先处理;不稳定性骨盆骨折及早行外固定术;脊髓损伤患者需评估是否进行急性期处理;挤压综合征和骨-筋膜室综合征需及时手术减压。

3. 此时的容量管理和输血管理策略　在活动性出血已明确停止后,需立即评估容量状态和容量反应性。因为患者活动性出血一旦停止,极易出现容量负荷过重的表现。如评估容量已充足,则应立即减慢输液速度,减少输液量;如评估容量仍未充足,则以晶体液为主进行复苏,但需随时关注容量状况,一旦充足立即减慢输液速度。

此时患者无须再进行止血性复苏,是否需要补充血液成分根据监测指标决定。如患者 Hb 达到 70 g/L,PLT 达到 50×10^9/L,APTT、PT 正常范围,Fib 达到 1.5 g/L,则不需要补充,如在此水平以下,按照需要可以补充红细胞、血小板、新鲜冰冻血浆和纤维蛋白原。

综上,合理、快速地处置急性期伤情是提升多发伤存活率的关键,其难点在于早期快速准确地判断处置和后期的系统排查、避免漏诊,同时须采取合理的复苏方法。期望本流程的制定,有助于 ICU 医务人员处置多发伤时理清思路、节省时间、合理复苏、避免漏诊,从而改善多发伤患者的预后。

五、诊治流程图

依照上述的诊断和处理流程,制定了流程图(图 4-1)。流程图的主要目的在于:①明确 3 个阶段的筛查和处理顺序,避免 ICU 医务人员在处理多发伤时步骤混乱,遗漏病情;②提出了每一阶段的处理时程,尽可能在处理患者伤情时节约时间,避免贻误诊治时机。

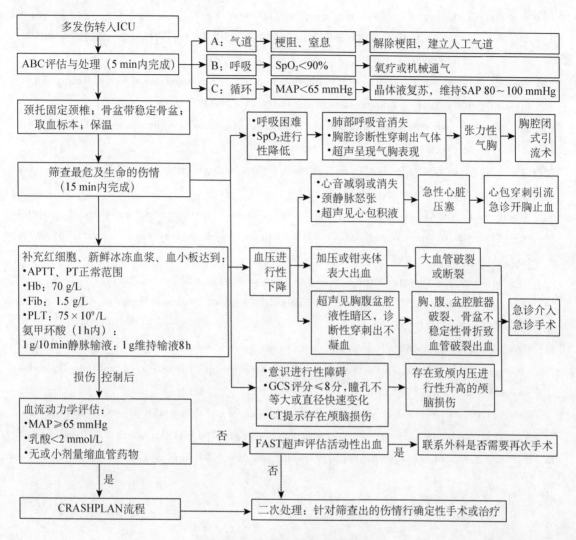

图 4-1　ICU 多发伤急性期诊治流程

注：SpO_2. 脉搏血氧饱和度；SAP. 动脉收缩压；MAP. 平均动脉压；APTT. 活化部分凝血活酶时间；PT. 凝血酶原时间；Hb. 血红蛋白；Fib. 纤维蛋白原；PLT. 血小板；FAST. 创伤重点超声评估；ICU. 重症医学科；1 mmHg＝0.133 kPa

参 考 文 献

[1] 中华医学会创伤学分会创伤急救与多发伤学组. 多发伤病历与诊断：专家共识意见(2013 版). 创伤外科杂志, 2014, (16): 192.

[2] Cothren CC, Moore EE, Hedegaard HB, et al. Epidemiology of urban trauma deaths: a comprehensive reassessment 10 years later. World J Surg, 2007, 31(7): 1507-1511.

[3] Maegele M, Lefering R, Yucel N, et al. Early coagulopathy in multiple injury: an analysis from the Ger-

man Trauma Registry on 8724 patients. Injury,2007,38(3):298-304.

[4] 中华医学会创伤学分会创伤危重症与感染学组,创伤急救与多发伤学组.胸部创伤院前急救专家共识.中华创伤杂志,2014,30(9):861-864.

[5] Rossaint R,Bouillon B,Cerny V,et al. The European guideline on management of major bleeding and co-agulopathy following trauma:fourth edition. Crit Care,2016,20:100.

[6] Teasdale G,Jennett B. Assessment of coma and impaired consciousness. A practical scale. Lancet,1974,2(7872):81-84.

[7] Carney N,Totten AM,O'Reilly C,et al. Guidelines for the Management of Severe Traumatic Brain Inju-ry,Fourth Edition. Neurosurgery,2017,80(1):6-15.

[8] Nandipati KC,Allamaneni S,Kakala R,et al. Extended focused assessment with sonography for trauma (EFAST) in the diagnosis of pneumothorax at a community based level Ⅰ trauma center. Injury,2011,42(5):511-514.

[9] Hsu JM,Pham TN. Damage control in the injured patient. Int J Crit Illn Inj Sci,2011,1(1):66-72.

[10] Champion HR. Prehospital intravenous fluid administration is associated with higher mortality in trauma patients. Ann Surg,2014,259(2):e19.

[11] Shakur H,Roberts I,Bautista R,et al. Effects of tranexamic acid on death,vascular occlusive events,and blood transfusion in trauma patients with significant haemorrhage (CRASH-2):a randomised,placebo-controlled trial. Lancet,2010,376(9734):23-32.

[12] Roberts I,Perel P,Prieto-Merino D,et al. Effect of tranexamic acid on mortality in patients with traumat-ic bleeding:prespecified analysis of data from randomised controlled trial. BMJ,2012,345:e5839.

[13] Frawley PA. Missed injuries in the multiply traumatized. Aust NZ J Surg,1993,63(12):935-939.

第二节　经典病例与解析(含视频)

情景一:急诊送入 ICU 场景

扫描二维码
观看视频

ICU 接诊时间：23:00。

ICU 人员配备:ICU 医师 1 名,护士 2 名,急诊转运医师 1 名。

患者,男性,25 岁,估测身高 175 cm,体重 75 kg,被面包车撞伤倒地 30 min,急诊科未进行相关排查直接送至 ICU 病房(急诊转运前电话通知 ICU 准备)。接诊患者后直接送至床边。

体格检查:呼喊、拍打无反应,双侧瞳孔直径 2 mm,对光反射微弱,口、鼻腔见血性液体,有呛咳但无力咳出,四肢末梢湿冷,口唇发白,心电监护示:心率 121 次/分,血压及 SpO_2 无法测出。

结合病史和体格检查,初步诊断患者为多发伤、失血性休克。诊断依据如下:①车祸伤病史;②意识淡漠,末梢湿冷;③血压极低。其中,多发伤是指机体在机械致伤因素作用下,2 个或 2 个以上解剖部位遭受损伤,其中 1 处损伤即使单独存在也可危及患者生命或肢体。多发伤是 ICU 最常见的创伤,约占 ICU 创伤患者总数的 60%。

【问题一】　此患者接诊即刻的处理包括哪些内容?

1. 建立人工气道,机械通气

2. 建立静脉通路,补充晶体液

3. 立即准备行颅脑及胸、腹部 CT 扫描

4. 立即联系外科相关科室和手术室,准备手术

5. 保证人工气道通畅

6. 颈托固定颈部

A. 123456　　B. 1256　　C. 234　　D. 156

【正确答案】　C

【解析】　因往往存在危及生命的状况,故多发伤接诊即刻的处置原则不同于传统的先诊断再治疗流程,而应该是先处理、再筛查、再处理的顺序。接诊即刻的处理应遵循"ABC"原则。其中,"A"表示气道(airway),"B"表示呼吸(breath),"C"表示循环(circulation),具体步骤如下。

如接诊患者处于心跳、呼吸停止状态,立即启动心肺脑复苏直至自主心跳恢复。如心跳、呼吸存在,则按照以下流程实施。

(1)A——气道:气道是否存在危及生命状况的判断指标就是有无导致气道梗阻或窒息的高危因素,包括:①意识障碍导致的气道保护性反射丧失;②气道内大量分泌物(血液、痰液、误吸物)积聚不能排出;③气道及周围血管、组织创伤导致的血肿压迫和气道塌陷。只要存在其中任一因素,立即建立人工气道,首选的方法是经口气管插管,如存在经口插管困难,如颌面部严重受损、张口困难等,选择气管切开。

(2)B——呼吸:危及生命的呼吸异常可表现为通气功能障碍和换气功能障碍,有一系列判断的指标,但在接诊初期没有时间进行全面判断,因此,我们筛选的指标就是经皮 SpO_2。因为任何形式的呼吸异常,其严重阶段必然引起氧合功能的下降,表现为 SpO_2 降低。如果接诊患者 SpO_2 在90%以上,可先密切观察,低于90%则立即启动氧疗或机械通气。

(3)C——循环:多发伤导致的危及生命的循环异常,多表现为由于失血引起的低血容量性休克,其可引起心率、血压、组织灌注等一系列指标的变化,初始接诊以血压作为判断循环异常的指标。如果接诊患者 MAP<65 mmHg,则启动液体复苏,采取损伤控制性复苏中的容许性低血压管理策略,在活动性出血未控制前,维持 SAP 80~100 mmHg 即可。

"ABC"评估代表了 ICU 医务人员在最初接诊多发伤患者时需要抓住的"主要矛盾",并需依据"主要矛盾"作出针对性处理以迅速稳定呼吸循环,为后续处理争取更多的时间,所以这一阶段须力争在 5 min 内完成。因为时间很短,所以我们对传统的呼吸循环判断指标进行了精简(A 为有无导致气道梗阻或窒息的高危因素;B 为 SpO_2 低于90%;C 为 MAP<65 mmHg),如存在异常,立刻按照后续流程进行处理。护理则需要同步在 5 min 内完成,其事项包括:心电监护、静脉通路建立、颈托稳定颈椎(除非影像学检查已排除颈椎骨折)、骨盆带稳定骨盆(除非影像学检查已排除骨盆骨折)、留取血标本(血型交叉配血、血常规、凝血功能)和保温。在日常培训中加强对 ABC 评估与处理的训练,缩短时程。

情景二:初始"ABC"评估处置完成后情况

目前时间:23:15(收治 ICU 后15分钟)。

患者情况:仍呈昏迷状态,气管插管接呼吸机辅助呼吸,呼吸机参数如下:VT 400 ml,F 15 次/分,FiO_2 100%,呼吸频率 35 次/分,SpO_2 88%,听诊左肺呼吸音消失。静脉通路建立,平衡液输注,去甲肾上腺素 1 μg/(kg·min)泵入下,心率 140

次/分,动脉血压 90/50 mmHg,腹部膨隆,叩诊呈浊音,四肢末梢湿冷。

向陪同人员询问受伤情形:轿车从患者背面撞击腰部,倒地时极可能磕在路沿。

血气分析:pH 7.012,PO_2 58 mmHg,PCO_2 72 mmHg,ctHb 56 g/L。

床旁超声 E-FAST 筛查:剑突下和心尖部未见心包积液;胸部超声:双侧胸腔积液,右侧气胸(图 4-2);腹盆腔超声:腹腔积液。

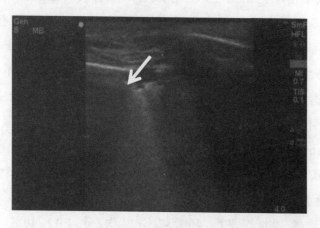

图 4-2　右侧胸腔 M 超见肺点(如箭头所示),提示右侧气胸

【问题二】　患者目前最紧急筛查和处置的伤情是什么?

A. 联系普外科剖腹探查

B. 胸腔闭式引流术

C. 应用缩血管药物提升血压

D. 马上输注血制品

E. 联系颅脑 CT 扫描

F. 联系骨盆 X 线片

【正确答案】　B

【解析】　患者在给予机械通气后,仍然存在呼吸困难,SpO_2 不能提升,甚至进行性下降,同时伴有血流动力学不稳定,即应考虑存在张力性气胸可能。床旁超声和胸部 X 线片确诊气胸,立即行胸腔闭式引流术。

【问题三】　患者目前最恰当的液体输注速度和血压维持水平是什么?

A. 最大速度输注晶体液,快速恢复血容量;血压恢复至平时水平

B. 最大速度输注晶体液,快速恢复血容量;血压恢复至 MAP 65 mmHg

C. 在维持收缩压 80～100 mmHg(或 MAP 50 mmHg)水平前提下,以相对偏慢的速度输注晶体液

D. 在维持 MAP 65 mmHg 水平前提下,以相对偏慢的速度输注晶体液

【正确答案】 C

【解析】 明确的活动性出血还未停止或者还未行损伤控制性手术期间,动脉血压水平不宜过高,否则有进一步加重出血的风险。因此,在这一阶段有更加严格的血压控制水平,2016 年欧洲严重创伤出血和凝血病处理指南中明确规定:在活动性出血控制之前应将收缩压维持在 80～90 mmHg。同时晶体液输注速度不宜过快,否则会加重血液稀释,加快凝血病进程。患者收治入 ICU 后 30 min,已紧急完成双侧胸腔闭式引流术,右侧胸腔引流出大量气泡和血性液体,左侧胸腔引流出少量血性液体;在维持收缩压 80～100 mmHg(或 MAP 50 mmHg)水平前提下,以相对偏慢的速度输注晶体液;紧急申请红细胞、新鲜冰冻血浆、冷沉淀、血小板(输血科告知 23:40 可取);腹腔诊断性穿刺抽出不凝血。

此时,患者情况:呼吸情况平稳,呼吸频率 22 次/分,FiO$_2$ 40%,SpO$_2$ 98%。去甲肾上腺素 0.1 μg/(kg·min),血压维持于 85/40 mmHg,患者意识状况加深至中度昏迷,GCS 评分 5 分(睁眼 1 分,语言 1 分,肢体运动 3 分),右侧瞳孔直径 4 mm,左侧瞳孔直径 1～2 mm,对光反射微弱。

【问题四】 患者目前诊疗方案的最佳选择是什么?

A. 腹腔出血确定,马上进入手术室剖腹探查

B. 颅内情况加重,需马上创造条件行 CT 检查,决定是否需要急诊开颅手术

C. 生命体征不稳定,外出 CT 风险大,建议腹腔手术完成后再行 CT 检查

D. 生命体征不稳定,手术风险极高,建议非手术治疗,待生命体征稳定后再行手术

【正确答案】 B

【解析】 颅内压升高(GCS 评分≤8 分或存在意识障碍进行加重,瞳孔直径不等大或变化等表现)也是危及生命的紧急状况。评估患者目前生命体征应有机会行颅脑 CT 检查,与家属沟通必要性和风险取得同意,在血制品到达后(23:40)紧急行颅脑及胸、腹部 CT 检查。因发现脾肾间隙存在液性暗区,行诊断性穿刺抽出不凝血,考虑腹腔存在活动性出血,故 CT 检查期间,普外科医师即开始与家属沟通剖腹探查术,并与手术室联系急诊手术。

【延伸阅读】 如何在多发伤诸多伤情中,快速准确筛查出最危及生命的伤情并及

时处理是多发伤处置的重点与难点。最危及生命,需要立即处理的伤情包括以下 5 种:张力性气胸,急性心脏压塞,体表可见的血管破裂或断裂,胸、腹、盆腔脏器或血管破裂的活动性出血,颅内压进行性升高的重型颅脑创伤。

在这一阶段仍然需要强调的是快速筛查,经过培训的临床医师,要在 15 min 内完成最危及生命伤情的筛查(不包括颅脑 CT 时间),进入处理阶段。

(1)如果患者在给予氧疗或机械通气后,仍然存在呼吸困难,SpO_2 不能提升,甚至进行性下降,同时伴有血流动力学不稳定,即应考虑存在张力性气胸可能。立即床旁超声或胸部 X 线片排查气胸征象;如没有床旁超声或 X 线片,立即听诊呼吸音是否消失,在呼吸音消失侧行胸腔诊断性穿刺,如抽出气体,即可诊断。确立诊断后立即行胸腔闭式引流术。

(2)如进行液体复苏和缩血管药物应用后,血压仍呈进行性下降,听诊心音,如心音低钝甚至消失,同时伴有颈静脉怒张,考虑存在急性心脏压塞,立即行床旁超声排查急性心脏压塞征象,如存在心脏压塞,立即行心包穿刺引流术。

(3)如患者存在体表即可发现的活动性出血,或入科时即有加压止血或钳夹血管止血处理,进行液体复苏和缩血管药物应用后,血压仍呈进行性下降,说明有大血管破裂甚至断裂,立即以最快速度联系相关外科或介入科室行手术或介入止血治疗。

(4)如进行液体复苏和缩血管药物应用后,血压仍呈进行性下降,在排除急性心脏压塞和体表活动性出血同时,需排查胸腹腔内出血问题。如有床旁超声,立即筛查胸腹盆腔是否存在液性暗区,在存在液性暗区处行诊断性穿刺;如没有床旁超声,在体格检查怀疑胸腹腔出血时,也可进行诊断性穿刺。如诊断性穿刺抽出不凝血,则考虑存在活动性出血,立即联系相关外科或介入科室行手术或介入止血治疗。

(5)患者入科即进行意识判断和 GCS 评分,如患者 GCS 评分≤8 分或存在意识障碍进行加重,瞳孔直径不等大或变化等表现,即考虑存在颅内压升高的颅脑损伤,结合颅脑 CT 表现联系神经外科进行减压处理,如入科无颅脑 CT,则应千方百计创造条件行颅脑 CT 检查。

通过以上筛查和处理方法,可以发现床旁超声在伤情筛查中的必要性和重要性,所以推荐所有多发伤患者在初始"ABC"评估流程结束后,立即行床旁 EFAST 超声评估流程,可在 3~5 min 内完成除颅脑评估外的所有最危及生命伤情的评估。

床旁 EFAST 超声创伤评估流程如下:

(1)心脏探头:是否存在心包积液,排查急性心脏压塞。

(2)胸腹腔探头:探查左右侧胸腔是否存在气胸表现(胸膜滑动消失、平流层征、肺点)。

（3）胸腹腔探头：探查左右侧胸腔、右侧腹腔（肝肾间隙）、左侧腹腔（脾肾间隙）、盆腔耻骨上切面是否存在游离液性暗区，结合诊断性穿刺诊断胸腔或腹盆腔内活动性出血。

【问题五】 患者目前活动性出血尚未停止，如何执行正确的止血性复苏策略？

1. 以快速恢复凝血功能为目的

2. 以快速恢复血红蛋白水平，改善缺氧为目的

3. 大量输注红细胞

4. 红细胞、新鲜冰冻血浆等比例输注

5. 加强血小板的补充

6. 在受伤 1 h 内，补充氨甲环酸

A. 123456　　B. 234　　C. 145　　D. 1456

【正确答案】 D

【解析】 在筛查最危及生命伤情阶段即可开始止血性复苏策略，其核心是在补充红细胞的同时，加强新鲜冰冻血浆和血小板的补充，力争做到红细胞、新鲜冰冻血浆、血小板以 1∶1∶1 输注。在创伤早期（1 h 内），可以补充氨甲环酸，用法为：1g 首剂 10 min 内输注完毕，随后维持总剂量 1 g 输注 8 h。上述方法经大型 RCT 研究证据证实可以降低创伤患者早期病死率，并在指南中列为明确推荐意见。

【延伸阅读】 在活动性出血未停止时，需要采取的是损伤控制性复苏策略，其核心包括：**限制性容量复苏（容许性低血压）、止血性复苏和损伤控制性手术。**目的是以最小的代价快速止血，防止或减缓创伤性凝血病的发生。但须注意的是，这一策略仅仅适用于活动性出血未停止阶段，且持续时间不宜过长，否则可能会出现组织器官低灌注时程过长，形成不可逆性损害。

（1）明确的活动性出血还未停止或者还未行损伤控制性手术期间，动脉血压水平不宜过高，否则有进一步加重出血的风险（可能机制包括增加血管内静水压、移动新生的凝血块）。因此，在这一阶段有更加严格的血压控制水平，2016 年欧洲严重创伤出血和凝血病处理指南中明确规定：对于无脑损伤的患者，在大出血控制之前应将收缩压维持在 80～90 mmHg。但须注意：①这一血压控制策略仅仅适用于活动性出血尚未停止时，如果出血停止，应立即使血压恢复至平均动脉压＞65 mmHg 水平；②对于合并严重颅脑损伤（GCS 评分≤8 分）的患者，基于保证脑灌注的理由，应将血压水平维持在平均动脉压 80 mmHg 以上。

（2）在这一阶段，为避免或延缓创伤性凝血病的发生，应尽早进行止血性复苏。所

谓止血性复苏,是以快速恢复凝血功能为目的的复苏,在筛查最危及生命伤情阶段即可开始,其核心是在补充红细胞的同时,加强新鲜冰冻血浆和血小板的补充,力争做到红细胞、新鲜冰冻血浆、血小板以1:1:1输注。复苏目标为:APTT、PT至正常范围、Hb>70 g/L,Fib>1.5 g/L,PLT>75×10⁹/L。在创伤早期(1 h内),可以补充氨甲环酸,用法为:1g首剂10 min内输注完毕,随后维持总剂量1g输注8 h。上述方法经大型RCT研究证据证实可以降低创伤患者早期病死率,并在指南中列为明确推荐意见。

(3)在此阶段行手术干预的目的是止血或减压,因此需进行损伤控制性手术,即以最快的时间和最简单的方式解决最危及生命的伤情,不需要进行彻底的修复手术,术后返回ICU治疗,待生命体征平稳后再择期行修复手术。如在筛查最危及生命伤情时,存在2个以上需要处理的最危及生命伤情时,可考虑手术同时进行,如重型颅脑外伤合并腹腔脏器活动性出血时,可同时行颅脑减压手术和腹腔止血手术。

收治ICU后55 min,颅脑及胸、腹部CT电话回报:右侧额部硬膜下血肿,估测厚度9 mm,伴中线移位,右额骨线样骨折;右侧气胸,双侧胸腔积液;腹腔积液,以肝周、脾周明显;骨盆骨折(图4-3)。

患者直接由CT室送入手术室,神经外科、普外科医师都已到达手术室,与家属完成术前谈话后,立即开始手术治疗。

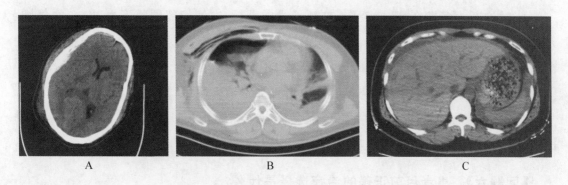

A   B   C

图4-3 患者收治ICU后55 min颅脑及胸、腹部CT示右额部硬膜下血肿(A);右侧气胸,双侧胸腔积液(B);肝周、脾周积液(C)

情景三:损伤控制性手术完成后返回ICU情况

时间:次日凌晨2:30(收治ICU后3 h)。

患者术后返回ICU,呈术后麻醉状态,头部伤口干燥敷料覆盖,接引流管1根,引流出淡红色血性液体,接测压管1根,测得颅内压12 cmH₂O(1 cmH₂O=0.098 kPa),

双侧瞳孔直径 1 mm，对光反射消失；呼吸机控制呼吸，V-SIMV 模式，VT 450 ml，F 15 次/分，FiO_2 40%，去甲肾上腺素 0.2 μg/(kg·min)泵入，心电监护示心率 112 次/分，动脉血压 102/60 mmHg，SpO_2 98%，双肺听诊呼吸音稍弱，胸腔闭式引流通畅，腹部伤口干燥敷料覆盖，腹腔引流管 1 根，引流少许血性液体，四肢末梢凉。

"颅内已行止血和血肿清除，骨瓣已去除，引流管放于出血部位附近，测压管放于脑室，术后观察右侧瞳孔缩小，减压有效，术后需密切监测颅内压变化情况。"脑外科医师交班。

"开腹后可见血性液体约 2000 ml，探查后发现为肝破裂出血、脾破裂出血，行脾切除术、肝破裂修补术后出血停止，其余脏器未见出血。但腹膜后血肿巨大，术后需密切监测，不排除仍存在活动性出血！"普外科医师交班。

"术中呼吸状况尚稳定，但循环存在问题，去甲肾上腺素用量持续在 0.1 μg/(kg·min)以上，液体复苏速度不能减慢，否则血压会很快下降，术中尿量约 100 ml！"麻醉科医师交班。

收治 ICU 后 4 h，持续血制品(红细胞、血浆)输注下，去甲肾上腺素剂量有缓慢上升趋势达到 0.25 μg/(kg·min)，动脉血压维持于 100/60 mmHg 左右，检查结果提示，血常规：Hb 62 g/L、PLT 36×10^9/L；血气分析：pH 7.32、HCO_3^- 17 mmol/L、clac 4.2 mmol/L；凝血功能：APTT 56 s、PT 23 s、Fib 0.9 g/L。

此时诊断为多发伤：脑挫裂伤、右额骨线样骨折、右侧额部硬膜下血肿；右侧气胸、双侧胸腔积液；肝破裂、脾破裂、腹腔积液、腹膜后血肿；骨盆骨折；失血性休克、创伤性凝血病；急性呼吸衰竭；意识障碍；多脏器功能障碍综合征。

立即进行床旁超声排查，胸腹腔超声未见大量液性暗区，但腹膜后血肿巨大。

收治 ICU 后 4 h 15 分钟，紧急全院会诊，参与科室：ICU 医师、普外科医师、骨科医师、介入科医师、神经外科医师。

【问题六】 患者目前正确的治疗选择是什么？

A. 缩血管药物用量不大，不一定存在活动性出血，继续密切观察

B. 仍存在活动性出血，建议再次手术探查

C. 仍存在活动性出血，建议介入检查治疗

D. 存在活动性出血，但不是非常急迫，建议夜间输血支持，至白班再商讨下一步病情

【正确答案】 C

【解析】 此患者术后去甲肾上腺素用量增加，乳酸水平仍然偏高，血红蛋白水平

也不稳定,因此须排查是否仍存在活动性出血。立即进行床旁超声排查,胸腹腔超声未见大量液性暗区,但腹膜后血肿巨大,结合手术医师描述,考虑活动性出血存在于腹膜后。结合损伤控制性手术须最快止血、最小损伤的原则,此时的最佳选择是立即介入止血。

【延伸阅读】　多发伤患者一旦损伤控制性手术完成,止血成功,血流动力学会快速恢复平稳,组织灌注改善,表现为 MAP≥65 mmHg、血乳酸<2 mmol/L、不需要大剂量缩血管药物维持血压。如以上 3 点有任何一条不能达标,即可能仍存在尚未止住的活动性出血,需再进行筛查。而此时的活动性出血,多来自于肉眼不可见的地方,如胸、腹、盆腔,因此,再次超声 EFAST 排查非常必要。

情景四:介入栓塞手术完成后返回 ICU 情况

时间:次日早晨 8:30(介入手术于凌晨 5:00 完成后再次转回 ICU)。

患者状态:仍处于镇静状态,呼吸参数无明显调整,去甲肾上腺素已撤除,心率 85 次/分,动脉血压 125/73 mmHg,ctHb 75 g/L,clac 2.1 mmol/L。

【问题七】　此时如何进行评估与处置?

1. 目前诊断完备,治疗有效,仅需密切观察,等待恢复
2. 再次详细询问病史和基础状况,避免遗漏
3. 依照 CRASHPLAN 原则逐一排查,避免遗漏
4. 继续输血使各项血指标达到完全正常
5. 如无活动性出血,采取保守性液体治疗策略和保守性输血策略

A. 14　　B. 234　　C. 15　　D. 235

【正确答案】　D

【解析】　患者目前已明确止血,血压平稳,组织灌注明显改善,说明最危及生命的伤情已得到初步控制。此时需进行的是伤情的全面排查,避免漏诊。推荐采用 CRASHPLAN 流程进行评估。此时患者不需要再进行止血性复苏,是否需要补充血液成分根据监测指标决定。如患者 Hb 达到 70 g/L,PLT 达到 50×10^9/L,APTT、PT 正常范围,Fib 达到 1.5 g/L,则不需要补充,如在此水平以下,按照需要可以补充红细胞、血小板、新鲜冰冻血浆和纤维蛋白原。

【延伸阅读】　CRASHPLAN 评估流程,以每个字母代表了需要排查的一个器官:C 为心脏,R 为呼吸,A 为腹部,S 为脊柱,H 为头颅,P 为骨盆,L 为四肢,A 为血管,N 为神经。每一字母所代表的解剖部位均须进行严格筛查。在筛查的方法中,影像学占

据了非常重要的地位,但千万不能因此忽略了体格检查,尤其是存在神经损伤的患者。

伤情评估完成后,需进行二次处理,此时处理的目的是尽可能进行功能修复。其中重点关注颅脑、脊柱(脊髓)、骨盆、胸腹腔脏器、四肢(尤其早期因出血使用止血带或夹闭血管的肢体,需关注其远端神经、肌肉状况)。如存在颅脑损伤加重和胸腹腔脏器破裂,需优先处理;不稳定性骨盆骨折及早行外固定术;脊髓损伤患者需评估是否进行急性期处理;挤压综合征和骨筋膜室综合征需及时手术减压。

在活动性出血已明确停止后,此时的容量管理和输血管理策略也需改变,临床医师需立即评估容量状态和容量反应性。因为患者活动性出血一旦停止,极易出现容量负荷过重的表现。如评估容量已充足,则应立即减慢输液速度,减少输液量;如评估容量仍未充足,则以晶体液为主进行复苏,但需随时关注容量状况,一旦充足立即减慢输液速度。

此时患者不需要再进行止血性复苏,是否需要补充血液成分根据监测指标决定。如患者 Hb 达到 70 g/L,PLT 达到 50×10^9/L,APTT、PT 正常范围,Fib 达到 1.5 g/L,则不需要补充,如在此水平以下,按照需要可以补充红细胞、血小板、新鲜冰冻血浆和纤维蛋白原。

综合上述的诊断和处理思路,多发伤处置关键在于以下 2 点:①明确 3 个阶段(入 ICU 即刻处置、筛查和处置最危及生命伤情、系统伤情排查)的处理方法和顺序,避免在处理多发伤时步骤混乱,遗漏病情;②提出每一阶段的处理时程,尽可能在伤情处理时节约时间,避免贻误最佳治疗时机。

第5章

连续性肾替代治疗规范化诊治流程

第一节　诊治流程（含解读视频）

扫描二维码
观看解读视频

连续性肾替代治疗（continous renal replacement theraphy，CRRT），是指每日持续 24 h 或接近 24 h 的一种长时间、连续的体外血液净化疗法以替代受损的肾功能。随着治疗理念和技术的不断发展，CRRT 对重症监护病房（intensive care unit，ICU）的重症患者而言，不单纯只是对受损肾的替代治疗，更多的是作为急性肾损伤（acute kidney injury，AKI）合并其他脏器功能障碍时的一种重要支持手段[1]。毋庸置疑，CRRT 规范化治疗是 CRRT 疗效保证的前提，也是同质化 CRRT 管理的必要条件。为进一步帮助临床医师依据患者的具体病情，选择恰当的血液净化方式，制定规范化的血液净化方案，本文制定了 CRRT 规范化治疗流程，具体包括以下 4 步。

一、评估患者是否需要实施 CRRT

对是否需要实施 CRRT 进行评估是 CRRT 规范化治疗流程的第一步，评估内容主要包括评估有无行 CRRT 治疗的适应证、禁忌证和开始实施 CRRT 治疗的时机。CRRT 适应证[2-3]包含以下几个方面。

（一）绝对指征

通常包括对利尿药无反应的容量过负荷，如急性肺水肿等；严重的高钾血症（>6.5 mmol/L）或血钾迅速升高伴心脏毒性；严重代谢性酸中毒（pH<7.1）。

(二)相对指征

1. 肾性指征 当 AKI 患者不能耐受液体平衡和代谢物波动时,如血流动力学不稳定和(或)合并脑水肿、颅高压的 AKI 患者。

2. 非肾性指征 如顽固性液体过负荷、感染性休克、严重电解质紊乱和酸碱失衡、急性肝功能衰竭、严重溶瘤综合征、热射病等。CRRT 无绝对禁忌证,但存在以下情况时应慎用:无法建立合适的血管通路、严重的凝血功能障碍、严重的活动性出血(特别是颅内出血)。但上述均为相对禁忌证,当凝血功能障碍或活动性出血的患者存在紧急 CRRT 指征时,仍可通过采取无肝素抗凝或枸橼酸局部抗凝等方式进行CRRT 治疗。针对何时开始 CRRT 治疗,目前缺乏统一的标准[4],我们可以借鉴第 17届急性疾病质量倡议(Acute Disease Quality Initiative,ADQI)会议上达成的共识意见[5]:当代谢和液体管理需求超出肾能力,就需要考虑急性肾替代治疗(acute renal replacement therapy,ARRT),肾功能的需求由溶质及液体负荷、病情的严重程度和非肾性合并症所决定,当然肾脏功能的"需求-能力"不匹配也是动态变化的,需要动态评估。借鉴这个共识,笔者制定了以下评估流程:对于任何一例收住 ICU 的重症患者,首先都应该优化容量、通过急性生理学与慢性健康状况评分系统(acute physiology and chronic health evaluation,APACHE)、序贯器官衰竭评估(sequential organ failure assessment,SOFA)评分来判断疾病严重程度,评估有无 AKI 风险,监测血清肌酐水平、尿量来早期发现并诊断 AKI。然后通过评估患者肾功能的"需求-能力"之间的差距来决定开始实施 CRRT 的时机。一般,先判断有无行 CRRT 的绝对指征,如有上述绝对指征,应立即开始 CRRT;如无绝对指征时,首先应该进行优化血流动力学、优化容量、调整治疗药物剂量等治疗,同时评估容量复苏反应、评估病情严重程度及密切监测 AKI 有无进展,若出现容量复苏无反应、病情加重、AKI 进展时并出现以下任一情况[如液体过负荷加重、血钾＞6.0 mmol/L、持续 pH＜7.2、持续少尿(24 h 尿量＜500 ml)引起液体过负荷、能为 CRRT 改善的非肾功能障碍加重、明显的溶质过负荷]可考虑启动 CRRT。当然在临床实践中,除患者病情外,何时开始 CRRT 还应综合考虑当地医疗资源、治疗习惯、患者经济状况等因素。

二、开具 CRRT 处方

对评估后需要实施 CRRT 的患者开具 CRRT 处方是 CRRT 规范化治疗流程的第二步。精准的 CRRT 处方应根据患者的需要和生理目标制定[6],所以开具 CRRT 处方首先是要设定该患者的治疗目标,包括容量、溶质清除、电解质和酸碱水平及其他(如体温控制等),然后根据目标选择相应的治疗模式。目前临床上常用的 CRRT 模式有缓慢持续超滤(slow continuous ultrafiltration,SCUF)、连续性静脉静脉血液透析(continuous veno-venous hemodiafiltration,CVVHD)、连续性静脉静脉血液滤过(continuous veno-venous hemofiltration,CVVH)、连续性静脉静脉血液透析滤过(continuous veno-venous hemodialysisfiltration,CVVHDF)等。通常根据治疗目标和治疗模式特点选择合适的模式[7],如 SCUF 以清除水分为主,适用于心力衰竭及单纯容量负荷过重的患者,CVVH 通过对流清除中、小分子溶质的能力均较强,是最常用的模式,CVVHDF 除对流清除外,还通过弥散增加小分子物质的清除,常适用于脓毒症高代谢症候群患者,CVVHD 仅仅通过弥散清除小分子物质,临床上不常用。

CRRT 处方具体内容应包括血管通路建立的部位、CRRT 滤器的选择、置换液/透析液的选择、抗凝方案的制定、治疗剂量及初始治疗参数的设置等。

(一)血管通路

良好的血管通路能够提供恒定有效的血流量,是顺利进行 CRRT 的前提及基本保证。重症患者行 CRRT 治疗通常持续时间不长,临时中心静脉通路为首选,根据 KIDGO 指南推荐意见[8],CRRT 时血管通路选择依次为:右侧颈内静脉首选,股静脉次选,左侧颈内静脉为第 3 选择,因易发生血管狭窄,KIDGO 指南不建议在 AKI 3 期患者选择锁骨下静脉置管。

(二)CRRT 滤器选择

滤器是血液净化装置中最重要的组成部分,滤器的滤过膜是 CRRT 时物质交换的直接界面,所以滤器是决定治疗效果和避免不良反应的关键因素。原卫生部 2010 年颁发的《血液净化标准操作规程》[9]推荐 CRRT 时要求使用能够较高水平的清除目标溶质、具有足够的超滤系数(通常≥50 ml/(h•mmHg)(1 mmHg=0.133 kPa)及血液相容性好的合成膜滤器,并根据患者体表面积选择合适的滤器膜面积。如果应用于脓毒症性 AKI 时,可选择具有一定吸附功能的滤器,如 AN69 膜,滤器膜的吸附能力具有饱和性,要增加吸附清除溶质,应定期更换滤器(12~24 h)。

(三)置换液/透析液的选择

置换液/透析液的成分应当尽可能地接近人体的细胞外液,并根据治疗目标做个体化调节,如应尽量减少置换液/透析液与血浆的钠离子浓度差,从而避免高钠或低钠血症时过快纠正,造成对组织细胞的损伤。一般认为高血钠时,血钠下降最大速度为 $0.5\sim0.7$ mmol/(L·h)或每天血钠下降不超过原值的10%。当患者存在高钾血症时,采用无钾置换液/透析液等。置换液中的碱基主要有乳酸盐、柠檬酸盐、醋酸盐及碳酸氢盐,对重症患者而言,碳酸氢盐常作为置换液碱基的首选,因为其他三者均需要在肝中代谢生成碳酸氢盐,故在肝功能不全或乳酸性酸中毒患者不宜选用。置换液目前有成品化和自配2种,为了节约人力成本和减少污染,现指南推荐有条件尽可能地选择成品化的置换液。

(四)抗凝方案的制定

首先评估患者的凝血功能和出血风险,然后根据患者凝血功能、有无出血风险选择合适的抗凝策略[8],如全身抗凝、局部抗凝或无抗凝。对于凝血功能无明显障碍、无出血风险的重症患者可采用全身抗凝或局部枸橼酸抗凝,全身抗凝一般采用普通肝素或低分子肝素持续给药;对高出血风险患者,如存在活动性出血、血小板计数$<60\times10^9$/L、国际标准化比值(international normalized ratio,INR)>2、活化部分凝血酶时间(activated partial thromboplastin time,APTT)>60 s 或 24 h 内曾发生出血的患者,可采用局部枸橼酸抗凝;对于高危出血风险患者又无条件实施局部抗凝时,可采取无抗凝策略。

(五)治疗剂量的设定

CRRT 剂量表示单位时间内从血液里清除溶质的量,通常用单位时间内单位体质量的废液流量[ml/(kg·h)]来表示。2012 年改善全球肾脏疾病预后(Kidney Disease:Improving Globa Outcomes,KDIGO) AKI 指南[8]推荐 CRRT 剂量为 $20\sim25$ ml/(kg·h),但通常在临床工作中应考虑到处方剂量和实际交付剂量的差别,包括前稀释的影响及 CRRT 暂停所引起的实际交付剂量的减少,故实际临床工作中设定处方剂量为 $25\sim30$ ml/(kg·h)。CRRT 常规处方剂量应该是动态的,需要根据患者的需求进行调整。

(六)初始治疗参数的设置

1. 血流速(blood flow rate,BFR) 一般设置为 $100\sim200$ ml/min,对血流动力学不稳定的患者可从 $50\sim100$ ml/min 开始,逐步上调 BFR;对血流动力学稳定的患者,可以将 BFR 设置为 $150\sim200$ ml/min。

2. 超滤率(ultrafiltration rate,UFR) 是指单位时间内从循环中超滤出的液体量,即单位时间内单位体质量的废液流量,单位为 ml/(kg·h)。

3. 净脱水速率 首先根据患者容量状况、血流动力学稳定与否确立当天容量管理目标(总体负平衡、总体零平衡或总体正平衡)及目标平衡量;然后列出当天的总入量(包括补充的晶体、胶体、血液制品、肠内肠外营养以及其他治疗所需的液体量)和预计的总出量(包括尿量、各种引流管的丢失及胃肠道的丢失量,通常参考前一天的各种出量)。最后根据公式计算净脱水量和净脱水率,净脱水量=目标平衡量+(总入量—总出量),净脱水速率=净脱水量/拟进行 CRRT 的时间。

4. 置换液流速(replacement flow rate,RFR) 根据患者的目标 UFR,结合患者的血细胞比容(hematocrit,Hct)、上机后的 BFR 计算 RFR。RFR=目标 UFR×体重—净脱水速率。例如,对于 70 kg 的患者,目标 UFR 为 30 ml/(kg・h),根据患者容量状态等,拟 CRRT 净脱水速率为 100 ml/h,则 RFR(ml/h)=30 ml/(kg・h)×70 kg—100 ml/h=2000 ml/h。

5. 稀释方式 根据置换液补充途径分为前稀释和后稀释。前稀释法即置换液在滤器前输入,可降低血液黏滞度,降低滤器内凝血发生的可能,但该方式因置换液的输入稀释了进入滤器内血浆溶质的浓度,结果使得溶质清除率下降。置换液在滤器后输入即为后稀释法,因经过滤器内血浆溶质未被稀释,清除率高,但超滤时增加了滤器血液侧血液黏滞度,易发生滤器内凝血,限制了实际 UFR,故选择后稀释时,滤过分数(filtration fraction,FF)应小于 25%,其中 FF=单位时间内滤出量/流经滤器的血浆流量。为了克服两者的缺点,目前临床上多使用前稀释+后稀释的混合型稀释方法。行 CVVH 时,通常前、后稀释比 1:1,当行 CVVHDF 时,在充分抗凝的前提下,建议选择后稀释的方式。

6. 透析液流速(dialysate flow rate,DFR) 通常建议 DFR 为 20 ml/(kg・h)。

7. 抗凝剂量 肝素为负荷剂量 1000~3000 U 静脉滴注,然后以 5~15 U/(kg・h)的速度持续静脉输注。低分子肝素为负荷剂量 15~25 U/kg,以后静脉维持剂量 5~10 U/(kg・h)。局部枸橼酸抗凝时,在滤器前输注 4% 枸橼酸三钠(136 mmol/L),为了达到有效抗凝浓度,通常需要使滤器中的血清枸橼酸根浓度达 4~6 mmol/L,在滤器后补充氯化钙或葡萄糖酸钙溶液以补充 CRRT 时通过滤器清除的钙剂。

三、CRRT 过程中的监测管理和参数调整

CRRT 过程中的监测管理是 CRRT 规范化治疗流程的第三步,通过监测设定的治疗目标来动态评估和调整 CRRT 处方[6],从而使得治疗效果尽可能地接近处方。

1. 容量监测与管理 根据各个单位实际情况,选择合理的容量监测方法与指标,如临床表现、中心静脉压(central venous pressure,CVP)、中心静脉血氧饱和度(central venous oxygen saturation,ScvO$_2$)、动静脉二氧化碳分压差(arteriovenous partial

pressure of carbon dioxide,Pa-cvCO$_2$)和重症超声评估下腔静脉宽度和呼吸变异度等对患者的容量和血流动力学状态及液体清除的耐受性,至少 4～6 h(必要时每小时)进行一次评估,及时调整治疗目标和治疗参数[10]。

2. 溶质清除的监测 至少 24 h 监测血清中尿素氮(blood urea nitrogen,BUN)和超滤液中尿素氮(filtration urea nitrogen,FUN)水平来评估 CRRT 时小分子物质的清除效果,从而动态调整治疗剂量。同时通过计算 FUN/BUN 来评估滤器的有效性。

3. 电解质、酸碱平衡的监测 每 4～6 h 检测血钾、血钠、碳酸氢根水平,至少每24 h 检测血镁、血磷水平,根据检测结果,及时调整置换液/透析液配方。

4. 凝血监测 根据不同的抗凝方式,检测不同的指标。肝素抗凝,每 4～6 h 监测APTT,维持 APTT 在正常值的 1.5～2.0 倍;也可以监测活化凝血时间(activated clotting time,ACT),维持在 200～250 s。低分子肝素抗凝,监测抗 X a 因子活性,维持在 0.25～0.35 U/ml。枸橼酸局部抗凝[11],须同时监测滤器后及体内离子钙浓度,使滤器后的离子钙浓度维持在 0.2～0.4 mmol/L,血清离子钙浓度维持在 1.0～1.2 mmol/L,根据滤器后的离子钙浓度调整枸橼酸剂量,根据体内血清离子钙浓度调整氯化钙或葡萄糖酸钙溶液剂量,测总钙每 12～24 h 1 次(与系统血清离子钙同时点采血),要求总钙≤3 mmol/L,总钙/离子钙≤2.5,以监测有无枸橼酸蓄积。无抗凝时,主要检查滤器凝血情况和依据跨膜压、滤器前压等帮助判断。

四、CRRT 停止时机评估

对 CRRT 患者每日评估停止时机是 CRRT 规范化治疗流程的第四步,当肾功能已经恢复到足以降低需求-能力失衡达到预期水平或总体治疗目标已经完成时,可以考虑撤机[5]。因此,评估内容包括患者接受 CRRT 的原因是否解除,CRRT 的目标是否达到,并监测肌酐、尿量和肾损伤的生物标志物来动态了解患者的肾功能恢复情况[12]。一般认为患者 CRRT 目标已经达到,每天未使用利尿药时尿量≥400 ml 或利尿药使用后尿量达 2300 ml,可停止 CRRT[13]。当然对需要多种器官支持治疗的患者撤离 CRRT 还需与其他治疗合并考虑。

CRRT 在重症患者临床救治中发挥了举足轻重的作用,但 CRRT 的复杂性、重症患者个体化的特点,共同决定了只有建立切实可行的规范化治疗流程才足以保证CRRT 临床实践的顺利进行。所以在 CRRT 的临床实践中,应严格遵循上述 CRRT规范化治疗流程,依据患者的具体病情,开展规范化 CRRT。同时,该规范化的 CRRT流程也使得 CRRT 的持续质量改进及 CRRT 的同质化管理成为可能。

五、诊治流程图

CRRT 规范化诊治流程见图 5-1。

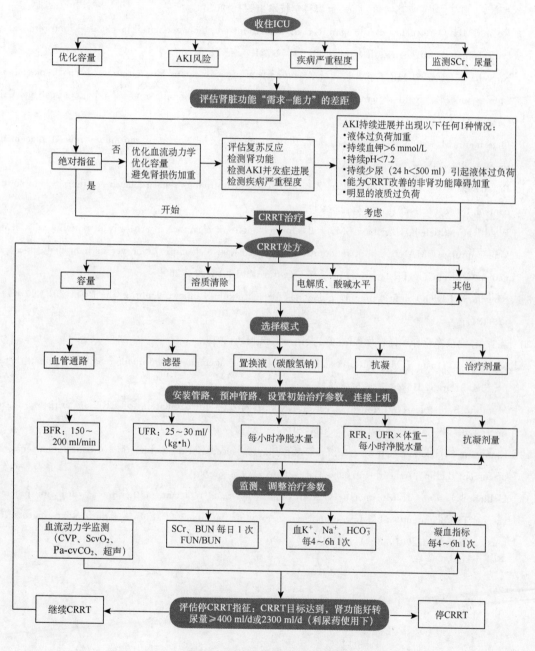

图 5-1　CRRT 规范化诊治流程

注：ICU. 重症医学科；AKI. 急性肾损伤；SCr. 血肌酐；CRRT. 连续性肾替代治疗；BFR. 血流速；UFR. 超滤率；RFR. 置换液流速；CVP. 中心静脉压；ScvO₂. 中心静脉血氧饱和度；Pa-cvCO₂. 动静脉二氧化碳分压差；BUN. 血尿素氮；FUN. 滤出液尿素氮

参 考 文 献

[1] 孙仁华,黄东胜.重症血液净化学.杭州:浙江大学出版社,2015.

[2] 杨毅,于凯江.重症肾脏病学.上海:上海科学技术出版社,2014.

[3] Rosner MH,Ostermann M,Murugan R,et al. Indications and management of mechanical fluid removal in critical illness. Brit J Anaesth,2014,113(5):764-771.

[4] Karvellas CJ,Farhat MR,Sajjad I,et al. A comparison of early versus late initiation of renal replacement therapy in critically ill patients with acute kidney injury:a systematic review and meta-analysis. Crit Care,2011,15(1):1-10.

[5] Ostermann M,Joannidis M,Pani A,et al. Patient selection and timing of continuous renal replacement therapy. Blood Purif,2016,42(3):224-237.

[6] Bagshaw SM,Chakravarthi MR,Ricci Z,et al. Precision continuous renal replacement therapy and solute control. Blood Purif,2016,42(3):238-247.

[7] Wald R,Friedrich JO,Bagshaw SM,et al. Optimal mode of clearance in critically ill patients with acute kidney injury (OMAKI)-a pilot randomized controlled trial of hemofiltration versus hemodialysis:a Canadian Critical Care Trials Group project. Crit Care,2012,16(5):R205.

[8] Khwaja A. KDIGO clinical practice guidelines for acute kidney injury. Nephron Clin Pract,2012,120(4):179-184.

[9] 陈香美.血液净化标准操作规程.北京:人民军医出版社,2010.

[10] Murugan R,Hoste E,Mehta RL,et al. Precision fluid management in continuous renal replacement therapy. Blood Purif,2016,42(3):266-278.

[11] Morabito S,Pistolesi V,Tritapepe L,et al. Regional citrate anticoagulation for RRTs in critically ill patients with AKI. Clin J Am Soc Nephrol,2014,9(12):2173-2188.

[12] Katayama S,Uchino S,Uji M,et al. Factors predicting successful discontinuation of continuous renal replacement therapy. Anaesth Intensive Care,2016,44(4):453-457.

[13] Uchino S,Bellomo R,Morimatsu H,et al. Continuous renal replacement therapy:a worldwide practice survey. The beginning and ending supportive therapy for the kidney (B. E. S. T. kidney) investigators. Intensive Care Med,2007,33(9):1563-1570.

第二节　经典病例与解析(含视频)

　　患者,男性,77 岁,因"反复咳嗽、咳痰 10 余年,加重伴胸闷 10 d"收住本院心内科。患者 10 余年前开始反复出现咳嗽、咳痰,每年发作 2～3 个月,当地医院诊断慢性阻塞性肺疾病(chronic obstructive plumonary disease,COPD),于抗感染、祛痰等治疗后能缓解。10 d 前受凉后出现咳嗽、咳痰加重,伴胸闷、气促,双下肢轻度水肿,无发热、胸痛等不适。心内科予左氧氟沙星抗感染及强心、利尿、抗凝治疗。既往有冠心病病史,入院时查 SCr 为 90.6 μmol/L。3 d 后,患者出现胸闷、气促进一步加重,并出现血压下降转入 ICU。

　　入 ICU 体格检查:体温 36.2 ℃,血压 60/30 mmHg,呼吸频率 32 次/分,意识清,半卧位,气促,8 L/min 面罩吸氧,颈静脉怒张,双肺呼吸音粗,可及中等量湿啰音,心界扩大,心率 140 次/分,AF 律,心尖区可及 2/6 SM,无传导。腹软,无压痛,肝脾未及,双下肢轻度水肿,双足背动脉、腘动脉搏动减弱,双下肢多个脚趾末端、脚后跟可见发绀,局部皮温低,NS:病理征(一)。

　　入 ICU 时辅助检查。血常规:WBC 14.8×10^9/L,N 90%,Hb 117g/L,PLT 73×10^9/L;肾功能:肌酐 367 μmol/L,总胆红素 76.1 mmol/L,直接胆红素 52.5 mmol/L;血气:pH 7.58,PaO$_2$ 108 mmHg,PaCO$_2$ 26 mmHg,乳酸 5.2 mmol/L,TNI 0.52 ng/L;血电解质 K$^+$ 4.2 mmol/L,Na$^+$ 140 mmol/L;心电图:Ⅰ、Ⅱ、aVL、V4-V$_6$ ST 水平下斜型压低 0.05～0.075 mV。

　　入 ICU 诊断:①急性冠状动脉综合征,心房颤动,心功能不全 3 级;②COPD 急发伴感染;③多器官功能障碍综合征;④双下肢动脉栓塞。

　　入 ICU 诊疗计划:重症监护、吸氧、优化容量、去甲肾上腺素联合肾上腺素提升血压,维护各器官功能,注射用头孢哌酮钠舒巴坦钠(舒普深)控制感染,肝素抗凝,呋塞米利尿、维持内环境稳定等对症支持治疗。

【问题一】　该患者有无急性肾损伤(AKI),若有,AKI 分期如何?

A. AKI 不存在

B. AKI 存在,AKI 1 期

C. AKI 存在,AKI 2 期

D. AKI 存在，AKI 3 期

【正确答案】 D

【解析】 目前 AKI 临床上广泛采用的是改善全球肾脏疾病预后（Kidney Disease：Improving Global Outcomes，KDIGO）组织于 2012 年提出的 AKI 诊治指南。根据该指南，符合下列情形之一者诊断为 AKI：①在 48 h 内血清肌酐（SCr）上升≥0.3 mg/dl（≥26.5μmol/L）；②已知或假定肾功能损害发生在 7 d 之内，SCr 上升至≥基础值的 1.5 倍；③尿量＜0.5ml/(kg·h)持续≥6 h。具体标准如表 5-1 所示。

表 5-1　AKI 的分期标准

分期	血肌酐	尿量
1	上升≥0.3 mg/dl（26.5μmol/L）或相当于 1.5～1.9 倍的基线水平	＜0.5 ml/(kg·h)，持续 6～12 h
2	2.0～2.9 倍的基线水平	＜0.5 ml/(kg·h)，持续≥12 h
3	≥3 倍的基线水平或血肌酐水平上升至≥4.0 mg/dl（353.6 μmol/L）或开始 RRT；年龄＜18 岁患者，eGFR＜35 ml/(min·1.73 m²)	＜0.3 ml/(kg·h)，持续≥24 h 或无尿≥12 h

注：RRT. 肾替代治疗；eGFR. 估计肾小球滤过率；按照血肌酐或尿量中较差的进行分期

该患者入院时 SCr 90.6 μmol/L，根据 KDIGO 指南，按照其 SCr 变化，符合 7 d 内 SCr 上升≥基础值的 1.5 倍的诊断标准，目前存在 AKI。目前患者 SCr 367 μmol/L，≥3 倍的基线水平或 SCr 水平上升至≥353.6 μmol/L，符合 AKI 3 期标准。

【问题二】 评估该患者是否需要行 CRRT？

A. 不需要行 CRRT

B. 需要，应立刻做

C. 需要，可以先优化血流动力学、优化容量治疗，观察复苏反应，若对复苏无反应，再开始 CRRT

【正确答案】 C

【解析】 按照流程，CRRT 规范化治疗流程的第一步就是评估是否需要实施 CRRT，评估内容主要包括有无行 CRRT 治疗的适应证、禁忌证和开始实施 CRRT

治疗的时机。根据评估流程,首先评估该患者出现血肌酐升高、少尿,说明其肾功能的"需求-能力"之间存在差距,有行 CRRT 治疗的适应证,目前无明显 CRRT 治疗禁忌证,然后开始评估 CRRT 治疗的时机,患者入 ICU 时并未出现急性肺水肿表现,血钾正常,无严重代谢性酸中毒,故当时无 CRRT 绝对指征,可先优化血流动力学、优化容量治疗,同时评估容量复苏反应、评估病情严重程度及密切监测 AKI 有无进展。患者在上述治疗后出现容量复苏无反应、病情进一步加重,表现为液体过负荷加重,入 ICU 后 15 h 尿量 200 ml,乳酸上升到 12 mmol/L,故于收住 ICU 次日上午 10 点开始行 CRRT。

【问题三】　CRRT 处方如何开具?

1. 该患者 CRRT 治疗选择什么模式是不合适的?

A. CVVH

B. SCUF

C. CVVHD

D. CVVHDF

【正确答案】　B

2. 血管通路首选哪个部位?

A. 右侧颈内静脉

B. 左侧颈内静脉

C. 锁骨下静脉

D. 股静脉

【正确答案】　A

3. 滤器选择哪种类型?

A. 血液透析器

B. 血液灌流器

C. 血液滤过器

D. 血浆分离器

【正确答案】　C

4. 置换液应选择哪种缓冲液?

A. 碳酸氢钠

B. 醋酸

C. 枸橼酸

D. 硫酸

【正确答案】 A

5. 应选择哪种抗凝方式?

A. 肝素

B. 低分子肝素

C. 枸橼酸

D. 无抗凝

【正确答案】 A

6. 治疗剂量应为?

A. 10～15 ml/(kg·h)

B. 15～20 ml/(kg·h)

C. 25～30 ml/(kg·h)

D. 50～75 ml/(kg·h)

【正确答案】 C

【解析】 CRRT 处方应根据患者的需要和生理目标制定,首先是要设定该患者的治疗目标,包括容量、溶质清除、电解质和酸碱水平及其他(如体温控制等),然后根据目标开具相应的 CRRT 处方。CRRT 处方具体内容应包括 CRRT 模式、血管通路建立的部位、CRRT 滤器的选择、置换液/透析液的选择、抗凝方案的制定、治疗剂量及初始治疗参数的设置等。

(1)CRRT 模式的选择是目标导向性,根据治疗目标和治疗模式特点选择合适的模式,如 SCUF 以清除水分为主,适用于心力衰竭及单纯容量负荷过重的患者,CVVH 通过对流清除中、小分子溶质的能力均较强,是临床上较常用的模式,CVVHD 仅仅通过弥散清除小分子物质,清除中分子的能力弱;CVVHDF 除对流清除外,还通过弥散增加小分子物质的清除,常适用于脓毒症高代谢症候群患者,但相同治疗剂量的 CVVHDF 对中分子溶质清除能力介于 CVVH 和 CVVHD 之间。该患者不仅仅是容量过负荷,同时有溶质清除障碍,故选择 SCUF 不合适。

(2)血管通路选择。根据流程,CRRT 时血管通路选择依次为:右侧颈内静脉首选,股静脉次选,左侧颈内静脉为第三选择,故该患者可以选择右侧颈内静脉,但考虑到患者血流动力学不稳定,需要行有创血流动力学监测,也可以选择股静脉。

(3)滤器选择。选择生物相容性好、高通量的血滤器。

（4）置换液的缓冲液选择。置换液中的碱基主要有乳酸盐、枸橼酸盐、醋酸盐及碳酸氢盐，对重症患者，碳酸氢盐常作为置换液碱基的首选，因该患者血流动力学不稳伴乳酸性酸中毒，故选择碳酸氢盐为缓冲液。

（5）抗凝方式的选择。根据流程首先评估患者的凝血功能和出血风险，然后根据患者凝血功能、有无出血风险选择合适的抗凝策略，该患者凝血功能正常，无明显出血风险，且合并有下肢动脉栓塞，需全身抗凝，故首选肝素抗凝。

（6）治疗剂量选择。根据流程推荐实际交付剂量要达到 $20\sim25$ ml/(kg·h)，由于临床工作中会出现 CRRT 有效治疗时间达不到 24 h/d、前稀释模式对血液稀释的影响，故设定处方剂量为 $25\sim30$ ml/(kg·h)来使得实际交付剂量达标。

（7）CRRT 的处方还包括初始参数的设置，根据流程我们还将设置血流速率（blood flow rate，BFR）、超滤率（ultrafiltration rate，UFR）、净脱水速率、置换液流速（replacement flow rate，RFR）、置换液补充方式、透析液流速（dialysate flow rate，DFR）及具体抗凝剂量。

以该患者选择 CVVH 模式为例，根据流程，我们设置初始 BFR 100 ml/min，逐渐增加到 $150\sim200$ ml/min，UFR 30 ml/(kg·h)（70 kg 体重即 2100 ml/h），该患者虽然容量过负荷、但血流动力学不稳定，我们可以先设置净脱水速率为 100 ml/h，然后根据血流动力学监测和容量状况随时调整净脱水速率。置换液速率＝30 ml/(kg·h)×70 kg－100 ml/h＝2000 ml/h，可以按前、后稀释 1:1 补充，即前稀释 1000 ml/h，后稀释 1000 ml/h，该患者选择肝素抗凝，负荷剂量予 1000 U（8 mg）静脉注射，然后以 500 U/h（4 mg/h）的流率持续静脉输注，根据监测 APTT 达到正常值的 $1.5\sim2.0$ 倍来调整肝素剂量。

【问题四】 CRRT 治疗过程中需监测管理哪些内容？

A. 容量监测与管理

B. 溶质清除的监测

C. 电解质、酸碱平衡的监测

D. 凝血监测

E. 以上都是

【正确答案】 E

【解析】 CRRT 治疗过程中的监测管理是 CRRT 规范化治疗流程的第三步，具体包括容量监测与管理、溶质清除的监测、电解质、酸碱平衡的监测和凝血监测。我们在临床实践过程中应通过监测设定的治疗目标来动态评估和调整 CRRT 处方。病情演变:患者经上述治疗后,仍然血压不稳,血管活性药逐渐增加(图 5-2),并逐渐出现意识模糊,血氧饱和度低,予紧急气管插管,机械辅助通气,呼吸机参数:VC 模式,VT 480 ml,R 15 次/分,FiO$_2$ 100%,PEEP 8 cmH$_2$O,同时进行 PICCO 监测提示低排高阻、容量过负荷、血管外肺水多(表 5-1)。

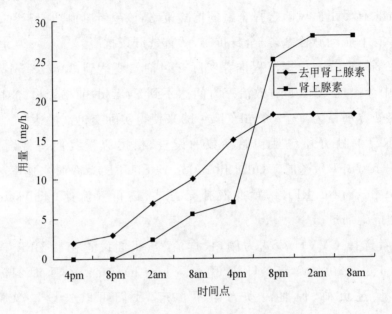

图 5-2 入科 36 h 血管活性药物使用剂量变化

表 5-1 PiCCO 参数变化

时间	CVP(mmHg)	CI	GEDI(ml/m^2)	SVRI	ELWI(ml/mg)	MAP(mmHg)
9pm	30	1.59	1072	1595	20	65
2am	32	2.66	1394	1171	26	75
8am	32	2.78	1350	1989	24	75

处理:患者低排高阻容量过负荷,故逐渐撤停去甲肾上腺素,并根据血流动力学监测加大净超滤量(表 5-2)。

表 5-2 PiCCO 参数、血管活性药物剂量和净超滤量变化

项目	8am	10am	12noon	2pm	6pm	10pm	3am	8am
CVP(mmHg)	32	16	17	20	22	20	18	18
CI	2.78	2.27	2.97	2.65	2.76	2.50	2.59	2.34
GEDI(ml/m^2)	1350	884	908	1143	1250	1003	834	895
SVRI	1989	2020	2189	1799	1561	1748	1839	1800

（续　表）

项目	8am	10am	12noon	2pm	6pm	10pm	3am	8am
ELWI(ml/mg)	24	16	14	21	22	14	16	17
MAP(mmHg)	75	70	77	80	76	82	78	80
去甲肾上腺素(mg/h)	18	0	0	0	0	0	0	0
肾上腺素(mg/h)	28	15	9	9	9	8	7	4
CRRT 净超滤量	200	150	100	100	150	125	125	3600

【问题五】　该患者实施的容量管理属于几级？

A. 一级管理

B. 二级管理

C. 三级管理

【正确答案】　C

【解析】　精准的液体管理是规范化 CRRT 治疗的基础。CRRT 液体管理分为三级管理。①一级管理：是最基本的液体管理水平，一般以 8～24 h 为一时间单元，估计 8～24 h 内应去除的液体量，然后计算和设定脱水速率，一级水平的液体管理适用于治疗变化小，血流动力学相对稳定，能耐受暂时性容量波动的患者。②二级管理：是较高级的液体管理水平，将总体容量控制目标均分到每小时甚至更短的时间段，以此确定超滤率，再根据即时的液体输入量来调整脱水速率，以保证每小时患者都达到液体平衡，避免患者在某一时间点出现明显容量波动的现象。二级水平的液体管理适用于血流动力学相对不稳定，难以耐受容量波动的患者。③三级管理：在二级管理的基础上，以精确的血流动力学指标为指导随时调节每小时液体的净平衡。该患者通过 PiCCO 技术进行血流动力学监测，根据血管外肺水（EWLI）和全心舒张末容积指数（GEDI）随时调整超滤量，属于三级管理。在接下来的 24 h，患者 CRRT 净脱水量：3600 ml，机体净脱水量：1500 ml，患者循环逐渐趋于稳定，呼吸机参数、血管活性药物剂量逐渐下调，乳酸逐渐下降至正常，具体参数详见图 5-3～图 5-6。

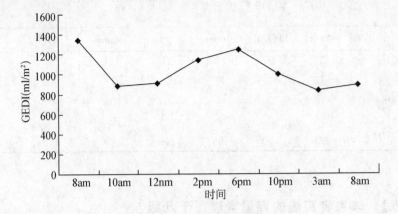

图 5-3　患者 GEDI 随时间的变化

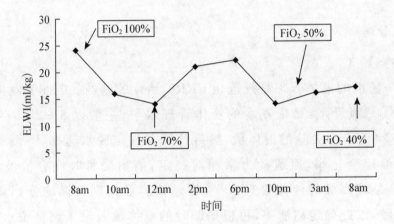

图 5-4　患者 ELWI 和 FiO_2 随时间的变化

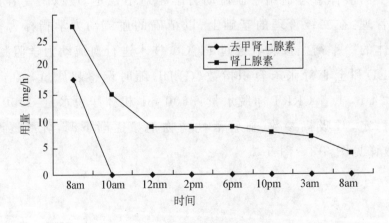

图 5-5　患者血管活性药物用量随时间的变化

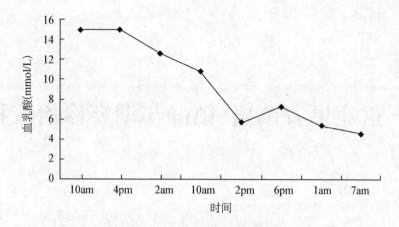

图 5-6　患者血乳酸随时间的变化

　　CRRT 规范化治疗流程的第四步是对 CRRT 停止时机的评估,当肾脏功能已经恢复到足以降低需求-能力失衡达到预期水平或总体治疗目标已经完成时,可以考虑停机。根据流程,需每日评估 CRRT 停止的可能性,入 ICU 的第 7 天,评估发现该患者需要 CRRT 治疗的原因基本解除,血流动力学平稳,血清肌酐:140 μmol/L,尿量在无利尿剂的情况下达 1000 ml/24 h,已经达到 CRRT 停机标准,故予停用 CRRT。

第**6**章

重症患者镇痛、镇静与谵妄诊治流程

第一节 诊治流程(含解读视频)

扫描二维码
观看解读视频

疼痛和焦虑是伴随重症医学科(intensive careunit, ICU)患者最常见的生理及心理疾患。ICU患者由于罹患严重疾病导致器官功能障碍,加之环境、各种侵入性治疗等因素,可产生强烈的痛觉及心理应激,可直接影响患者的呼吸、循环、免疫等器官功能[1]。镇痛、镇静及人文关怀,可降低应激反应,舒缓紧张情绪、降低谵妄的发生率[2-3]。但是,不规范的镇痛、镇静治疗不仅疗效不佳,还可能带来不良反应,因此制订一个简单可行的流程可帮助医护人员有效实现治疗目标。

一、疼痛评估与治疗

疼痛是因躯体损伤或炎症刺激,或因情感痛苦而产生的一种不适的躯体感觉及精神体验。ICU患者普遍存在疼痛感,在临床实践中,必须要秉承镇痛优先法则,有效镇痛可以降低镇静需求,改善代谢及心血管负担,缓解患者交感神经系统兴奋[3]。ICU患者无论是在休息状态或者在治疗操作时都可能存在疼痛感觉[1],涉及的原因包括疾病相关原因如本次入院的病因、手术、创伤、烧伤、炎症反应、长时间制动等;治疗操作相关原因如血管穿刺、翻身、吸痰、气管插管、伤口护理、引流管拔除和导管插入等;此外关注患者的慢性疼痛病史及相关药物的使用史也不可忽略[4]。

(一)疼痛评估

有评估才有治疗,对患者进行动态疼痛评估,有助于进行恰当的镇痛治疗,并可减少镇痛药物剂量,以减少药物的不良反应。对可交流患者及不可交流患者采用的评估方法有所不同。

1. 设定评估工具

(1)可交流患者：最常用的评分方法为数字评分法(numeric rating scale, NRS)。NRS 是一个从 0～10 的点状标尺，0 代表无疼痛，10 代表疼痛难忍，由患者选择一个数字描述疼痛及其疼痛程度。

(2)不可交流患者：采用行为评估工具进行评估。由于重症患者疾病严重程度及治疗因素影响，常不能进行有效交流，因此不能主观表达疼痛的强度。此时，需要观察患者的疼痛相关行为(运动、面部表情和姿势)与生理指标(心率、血压和呼吸频率)来衡量疼痛的程度，比较客观的评价指标有行为疼痛量表(behavioral pain scale, BPS)及重症监护疼痛观察量表(critical-care pain observation tool, CPOT)[3]。BPS 包含面部表情、上肢活动度、人机协调性 3 个指标评分，CPOT 包含面部表情、身体活动、肌张力(对上肢被动伸屈的评估)、机械通气的顺应性/发声(拔管患者)4 个指标评分。

2. 设定疼痛管理目标　ICU 患者需要达到以下目标：NRS＜4 分或 BPS≤5 分、CPOT＜3 分，若达不到以上评分，需要立即开始镇痛治疗，或者调整镇痛药物剂量或种类。

3. 设定评估间隔　初始治疗，30 min 需要进行评估，达到稳定后每 2～4 h 评估 1次。可交流患者夜间可根据情况减少评估次数。进行穿刺、拔管、换药等加重疼痛感的操作前，需要给予预镇痛处理[2]，在治疗过程中应随时根据实际情况进行评估。

(二)疼痛治疗

ICU 镇痛治疗药物主要包括阿片类、非阿片类镇痛药及局部麻醉药，而多模式组合镇痛法更切合临床实际。

1. 阿片类药物　阿片类仍是 ICU 镇痛治疗首选药物，多为相对选择 μ 受体激动药。常用药物有吗啡、芬太尼、氢吗啡酮、瑞芬太尼、舒芬太尼。但这些药物的某些作用，如组胺释放、用药后峰值效应时间、作用持续时间等存在较大差异，所以应根据患者特点考虑选择药物。吗啡的组胺释放作用可引起血压下降，不适用于循环不稳定的患者；芬太尼表观分布容积大，容易引起药物蓄积，不适于长期使用；舒芬太尼的镇痛效应最强；而瑞芬太尼作用时间最快、最短。阿片类药物的不良反应主要是呼吸抑制、血压下降和胃肠蠕动减弱，在老年人尤其明显。芬太尼类使用过程中需要注意痛觉过敏[5]。

2. 非阿片类药物　常用的有 α₂ 受体激动药、非甾体抗炎药，近年来对氯胺酮的研究也有增多。中枢 α₂ 肾上腺素受体激动药包括右美托咪定、可乐定，目前国内使用前者为主。右美托咪定作用在脊髓的 α2c 亚型受体产生镇痛作用,镇痛作用较弱,无呼吸抑制的不良反应。非甾体抗炎药常用的有对乙酰氨基酚、奈福泮等,需注意有引起肾损伤、消化道出血的风险,高危患者(脓毒症、休克等)需慎用。氯胺酮主要作用是拮抗 N-甲基-D-天冬氨酸(N-Methyl-D-aspartic acid,NMDA)受体、μ 及 δ 受体,联用时增加对阿片类药物的反应性。

3. 多模式组合镇痛治疗　单一药物产生的镇痛效应可能有限,使用过程中出现需要不断增加药物剂量的情况。而剂量增加可能带来药物不良作用加重。因此国际及国内指南都提倡实行多模式组合镇痛方案[1-3],即联合非药物及药物方法。非药物的治疗策略如早期活动、减少约束等;联合使用 2 种或以上不同种类的药物。可联合使用的药物包括对乙酰氨基酚、奈福泮、利多卡因、α2-受体激动药或小剂量氯胺酮等。神经性疼痛的患者可在阿片类药物基础上联合加巴喷丁、卡马西平、普瑞巴林等,既可减少某种药物的不良反应,又可达到有效的镇痛目标,这是需要临床优先考虑的策略。

二、镇静评估与治疗

50% 以上的 ICU 患者有焦虑情绪,焦虑是一种强烈的忧虑、不确定或恐惧状态。推荐采用目标化指导的镇静策略,即 ICU 患者根据器官功能状态,确定个体化镇静程度的目标,并根据目标动态评估、随时调整治疗方案,尽可能使镇静治疗扬利抑弊。

(一)镇静评估

1. 评估工具及选择　目前国内外主流的镇静评估方式仍采用主观性评分系统,评估量表需易于评估和记录,有助于镇静程度的准确判断并指导治疗,要求简单、准确、相对客观、易重复。常用的评估量表有 Ramsay 评分、Richmond 镇静-躁动评分(Richmond agitation-sedation scale,RASS)、Riker 镇静-躁动评分(Sedation-agitation scale,SAS)。目前更多指南建议使用客观性较好的 RASS 和 SAS 评分[1]。

客观评估工具在临床的使用也逐渐增加,临床有以脑电信号处理为基础的量化脑电图,常用的有脑电双频指数(bispectral index,BIS)、麻醉趋势指数(narcotrend index,NI)、状态熵(state entropy,SE)等,随着技术的发展在临床逐渐开始使用,但仍缺乏随机对照试验(randomized controlled trial,RCT)等有力的证据来证实其有效性[6],因此只能作为主观评估的辅助工具。而使用肌松剂患者由于肌松状态无法获得主观镇静评分,存在镇静不全的风险,此时采用客观的评估可帮助监测镇静深度,避免镇静过浅或过深。

2. 设定镇静目标

(1)确定患者有无深镇静指征:尽管目前均提倡浅镇静、最小化镇静,但是以下几类患者仍需要深镇静治疗。重度急性呼吸窘迫综合征(acute respiratory distress syndrome,ARDS)、亚低温治疗、颅内压严重增高、使用肌松剂者、癫痫持续状态,若在此时不恰当地选择了浅镇静策略,将会增加患者的氧耗,加重病情。深镇静的目标要求达到 RASS=-3～-4,SAS=2,Ramsay:4～5,有条件者应联合脑电监测避免发生过度镇静,而且在原发疾病缓解后,要尽早降阶梯,实行浅镇静治疗。

(2)无深镇静指征者,宜实行浅镇静策略:浅镇静要求达到的目标是 RASS=-2～+1,或 SAS=3～4。浅镇静状态可以缩短机械通气时间、ICU 住院时间,帮助患者与医务人员、家属进行有效的沟通与交流,减少发生时间、空间的定向力障碍,这些是诱发谵妄发生的危险因素。

3. 设定评估间隔　初始治疗,每 15 min 需要评估 1 次,达到稳定后每 2～4 h 1 次。夜间可根据情况可适当减少评估次数。

(二)镇静治疗的药物选择

1. 药物选择　目前 ICU 临床上常用的镇静药物有弱安定药的苯二氮䓬类、烷基酚类的丙泊酚、中枢 α2 肾上腺受体激动药的右美托咪定,强安定类镇静药物不作为 ICU 镇静药的常规药物,丁酰苯类的氟哌啶醇既往是谵妄的常用治疗药物。镇静指征、目标、临床药理学和购置成本是选择镇静药的重要决定因素[1]。

苯二氮䓬类是临床常用的一类药物,作用于脑干网状结构和大脑边缘系统,增加脑内 5-羟色胺水平,增强 γ 氨基丁酸(gamma-amino butyricacid,GABA)受体抑制作用,有抗焦虑、催眠、遗忘、解痉作用,对血压影响较小。最常用咪达唑仑,长时间镇静使用可选择劳拉西泮。苯二氮䓬类的不良作用主要是呼吸抑制,尤其在老年人中的发生率更高;代谢慢,容易引起蓄积,增加镇静深度,从而进一步延长机械通气时间及住院时间。大量研究显示,苯二氮䓬类与谵妄的发生相关,因此倾向于减少使用苯二氮䓬类药物[3-4]。需要注意的是,即便是倾向减少苯二氮䓬类药物,特定情况下如临终的安乐/舒缓治疗、癫痫持续状态、顺行性遗忘、酒精戒断者仍将苯二氮䓬类作为镇静的一线用药。

非苯二氮䓬类常用丙泊酚、右美托咪定,也有少部分患者可考虑使用依托咪酯。丙泊酚具有增强 GABA 的功能,起效及苏醒时间短,抗焦虑和遗忘作用强,可减少脑血流量,有效降低颅内压,在神经系统病变的患者中有独到的优势[7]。但需注意丙泊酚引起的心输出量、每搏量、外周血管阻力下降,兼有降低交感神经活性的作用,快速静脉注射时引起血压下降,此外有引起高脂血症、丙泊酚输注综合征等风险。右美托咪定作用在蓝斑核,激动中枢 α_2 肾上腺能受体亚型,产生可唤醒的镇静,患者的合作性更好,降低谵妄发生率,兼有镇痛作用;使用过程中易发生心动过缓、血压下降等,需加强对循环系统的监测。依托咪酯对心血管和呼吸系统影响较小,可用于循环不稳定患者,但需注意对肾上腺皮质功能的影响。

2. 镇静策略　提倡实施滴定式镇静治疗策略。既往的每日唤醒、镇静中断方案由于存在镇静过深的风险,因此根据患者的临床状态、镇静目标来进行滴定式镇静治疗。在没有人工气道患者的浅镇静治疗时,可使用右美托咪定作为基础的镇静药物,根据镇静目标联合其他的镇静药物。保留人工气道或深镇静时选择丙泊酚作为基础镇静药物,根据评估指标随时调整镇静药物的剂量。情况允许的情况下早期撤离镇静药物,让患者保持在时刻可唤醒的状态是最理想的镇静效果。

三、谵妄的预防、评估与治疗

谵妄表现为短时间内出现意识障碍和认知能力改变。ICU 患者谵妄的发病率为 $20\%\sim80\%$,机械通气患者的发生率更高,但是实际记录的谵妄发病率远远低于临床发生率[8]。谵妄不仅影响住院病死率,而且与出院后的远期认知功能障碍相关。必须注重谵妄的预防、评估与治疗。

(一)识别谵妄的病因与诱因

ICU 患者因手术、麻醉、感染、代谢异常、缺氧、休克导致的低灌注或神经系统病变等原因,本身就容易并发谵妄;同时,陌生而嘈杂的 ICU 环境因素更使得谵妄的症状加重。

大量研究及 Meta 分析证实谵妄的独立危险因素包括年龄、痴呆、高血压、急诊手术、创伤、急性生理与慢性健康状况(acute physiology and chronic health evaluation,APACHE)评分高、机械通气、代谢性酸中毒、既往有谵妄病史、昏迷、多器官功能衰竭等[9]。

(二)谵妄的预防

重点是预防和及时纠正各种可能导致脑组织灌注氧合降低的因素。非药物措施是预防谵妄的首要措施,例如,对存在高危因素的患者实行全面的人文关怀、改善睡眠、最小化约束、早期活动。目前没有强有力的证据证明药物可预防谵妄,氟哌啶醇、抗精神病类的药物(齐拉西酮、喹硫平等)、他汀类均不能降低谵妄的发生率[10],最新有低质量的研究提示褪黑素、右美托咪定、氯胺酮可能降低谵妄的发生率[11]。

(三)谵妄的评估与诊断

重视对 ICU 患者的谵妄评估。ICU 内具有谵妄相关危险因素的患者,在 RASS≥−2 时应常规进行谵妄监测与评估,常规每天 1～2 次评估。目前较为可靠的评估工具是 ICU 患者意识模糊评估法(confusion assessment method for the ICU, CAM-ICU)、重症监护谵妄筛查量表(intensive care delirium screening checklist, ICDSC)。CAM-ICU 阳性或者 ICDSC≥4 即可诊断为谵妄。

(四)谵妄的治疗

显性的躁动型谵妄需要尽快控制症状,目前的研究认为氟哌啶不能缩短谵妄的发作时间,而二线的非典型抗精神病药(奥氮平、齐拉西酮、喹硫平、利培酮等)、右美托咪定、低剂量氯胺酮可能缩短谵妄的发作时间[12-13]。特殊情况如对酒精或苯二氮䓬类药物撤药相关的躁动患者需要使用苯二氮䓬类药物来控制症状。

四、非药物措施改善 ICU 患者舒适性

每一位医护人员必须要认识到,患者一旦进入 ICU 病房,环境因素就可成为强烈的刺激因素:陌生的医护人员、各种噪声(机器运行、报警声、患者及医护人员的呼叫、电话等)、昼夜灯光刺激、被动/约束体位、缺乏隐私保护等。一项调查研究的数据显示,存活的重症患者对 ICU 内的噪声、时间与空间的定向错位、睡眠剥夺、隐私保护等有非常强烈的负向反馈,造成患者产生强烈不适感,也是谵妄的重要诱发因素[14]。既往的理念是首先使用药物镇静,但常会导致镇静过深而影响 ICU 结局的硬指标(机械通气时间、ICU 住院时间)。非药物措施既经济又安全,应该从开始便被列入治疗清单,往往达到事半功倍的效果,可减少镇静药物的剂量及相关的不良反应。

(一)改善 ICU 患者的睡眠

睡眠紊乱是 ICU 患者最常见的现象,影响 ICU 患者睡眠的因素主要有环境因素、疾病的病理生理因素、护理相关、心理因素四大方面[1]。ICU 患者睡眠的特征表现为睡眠碎片化、昼夜节律异常、浅睡眠(N1 期)增加、慢波(N3 期)和快速眼动睡眠减少,睡眠不足可导致谵妄、机械通气时间延长、免疫功能紊乱和神经认知功能障碍[15]。

改善睡眠的措施应包括:噪声控制、灯光的昼夜节律调节、耳塞、音乐等。对病情稳定者注意减少夜间治疗干扰。有研究者通过使用睡眠集束治疗,包括维持正常的睡眠-觉醒

节律、减少夜间灯光、噪声和治疗频率、使用耳塞和音乐等,可有效改善睡眠[16]。

(二)减少物理约束

ICU 患者普遍有过物理约束的经历,约束的目的是为了保证监测、治疗的需要,防止患者坠床、意外拔管等。但是约束对患者带来的伤害可能很大,不仅是身体的伤害(获得性肌无力发生率增高)、心理应激,甚至影响远期预后,而约束并不能降低非预期拔管率,因此应该将约束做到最小化[16]。通过做好镇痛镇静的评估与治疗,降低约束比率,减少约束带来的不良作用。

(三)早期活动

患者活动包括被动活动和主动活动 2 方面。被动活动无须患者主动配合,容易实施,在无严重血流动力学紊乱、无重度低氧血症、活动部位不受限制的情况下即可实行,由康复治疗师或护士实施,一般限于四肢肢体活动、定时或不定时的体位变动;主动活动需要患者在意识清醒的情况下主动配合、有意识地锻炼某个部位(四肢肢体、肺功能训练、坐位、下地行走等)。研究证实重症患者早期活动的益处包括器官功能的恢复时间、ICU 住院时间,甚至是总住院时间均可缩短,带来极大的社会经济学效应[17]。

(四)加强人文关怀

做好以患者为中心的 ICU 患者人文关怀。由于 ICU 患者病情重,医护人员关注的焦点往往集中在生命体征、检验检查结果等数字化的指标,容易忽视人文心理相关指标;另外,ICU 环境、治疗策略如镇静状态,导致患者缺乏与家属和医护的良好沟通,可能导致患者出现定向力障碍甚至是精神心理障碍,人文因素可导致患者对治疗的配合程度降低。因此,需要给予患者充分的人文关怀,尊重患者、加强沟通,倾听患者及家属的意见,工作中注意隐私保护,增加患者及家属的参与度,是非药物干预措施的重要组成元素[4]。

总之,ICU 的镇痛、镇静治疗需要形成非药物性措施联合药物的多模式策略,在评估的基础上进行治疗,秉承先镇痛后镇静的理念,才能有效获得良好的镇痛镇静效果,降低谵妄发生率。

五、诊治流程图

重症患者镇痛、镇静与谵忘诊疗流程见图 6-1。

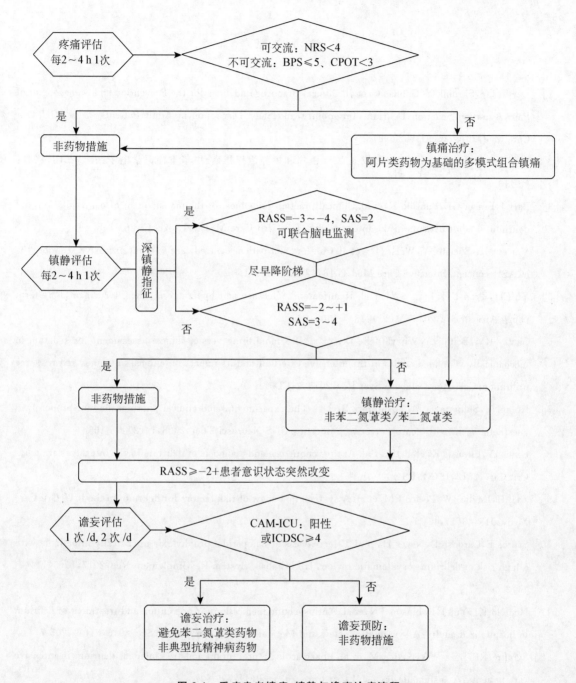

图 6-1　重症患者镇痛、镇静与谵妄诊疗流程

注：NRS. 数字评分法；BPS. 行为疼痛量表；CPOT. 重症监护疼痛观察；RASS. Richmond 镇静-躁动评分；SAS. Riker 镇静躁动评分；CAM-ICU. 重症医学科患者意识模糊评估法；ICDSC. 重症监护谵妄筛查量表

参 考 文 献

[1] Devlin JW,Skrobik Y,Gélinas C,et al. Clinical Practice Guidelines for the Prevention and Management of Pain,Agitation/Sedation,Delirium,Immobility,and Sleep Disruption in Adult Patients in the ICU. Crit Care Med,2018,46(9):e825-e873.

[2] 中华医学会重症医学分会. 中国成人 ICU 镇痛和镇静治疗指南. 中华重症医学电子杂志,2018,4(2):90-113.

[3] Barr J,Fraser GL,Puntillo K,et al. Clinical practice guidelines for the management of pain,agitation,and delirium in adult patients in the intensive care unit. Crit Care Med,2013,41(1):263-306.

[4] Vincent JL,Shehabi Y,Walsh TS,et al. Comfort and patient-centred care without excessive sedation:the eCASH concept. Intensive Care Med,2016,42(6):962-971.

[5] Yu EH, Tran DH, Lam SW,et al. Remifentanil tolerance and hyperalgesia:short-term gain, long-term pain? Anaesthesia,2016,71(11):1347-1362.

[6] Shetty RM,Bellini A,Wijayatilake DS,et al. BIS monitoring versus clinical assessment for sedation in mechanically ventilated adults in the intensive care unit and its impact on clinical outcomes and resource utilization. Cochrane Database Syst Rev,2018,2:CD011240.

[7] Kotani Y,Shimazawa M,Yoshimura S,et al. The experimental and clinical pharmacology of propofol,an anesthetic agent with neuroprotective properties. CNS Neurosci Ther,2008,14(2):95-106.

[8] Swan JT,Fitousis K,Hall JB,et al. Antipsychotic use and diagnosis of delirium in the intensive care unit. Crit Care,2012,16(3):R84.

[9] Zaal IJ,Devlin JW,Peelen LM,et al. A systematic review of risk factors for delirium in the ICU. Crit Care Med,2015,43(1):40-47.

[10] Santos E,Cardoso D,Neves H,et al. Effectiveness of haloperidol prophylaxis in critically ill patients with a high risk of delirium:a systematic review. JBI Database System Rev Implement Rep,2017,15(5):1440-1472.

[11] Neufeld KJ,Yue J,Robinson TN,et al. Antipsychotic medication for prevention and treatment of delirium in hospitalized adults:A systematic review and Meta-analysis. J Am Geriatr Soc,2016,64(4):705-714.

[12] Serafim RB,Bozza FA,Soares M,et al. Pharmacologic prevention and treatment of delirium in intensive care patients:A systematic review. J Crit Care,2015,30(4):799-807.

[13] Mo Y,Yam FK. Rational use of second-generation antipsychotics for the treatment of ICU delirium. J Pharm Pract,2017,30(1):121-129.

[14] Pisani MA,Friese RS,Gehlbach BK,et al. Sleep in the intensive care unit. Am J Respir Crit Care Med,2015,191(7):731-738.

[15] Boyko Y,Jennum P,Nikolic M,et al. Sleep in intensive care unit:the role of environment. J Crit Care,2017,37:99-105.

[16] Patel J,Baldwin J,Bunting P,et al. The effect of a multicomponent multidisciplinary bundle of interventions on sleep and delirium in medical and surgical intensive care patients. Anaesthesia,2014,69(6):540-549.

[17] Dammeyer J,Dickinson S,Packard D,et al. Building a protocol to guide mobility in the ICU. Crit Care Nurs Q,2013,36(1):37-49.

第二节　经典病例与解析(含视频)

扫描二维码
观看视频

患者,女性,56 岁,体重 42 kg;因右上腹部隐痛半年,加重 2 周入院。入院后诊断:右肝肿物。既往史:乙型肝炎病毒携带 28 年,复查肝功能。高血压病史 7 年余,未规律服用降压药物,平日血压基本控制在 150/80mmHg(1 mmHg=0.133 kPa)左右,无酗酒史。

入院后完善各项检查,CT 提示患者门静脉及下腔静脉有癌栓,3 d 后在静吸复合麻醉下行右半肝切除术+癌栓取出术。

进入手术室时,心率(heart rate,HR):97 次/分,动脉血压(arterial blood pressure,ABP):156/87 mmHg。手术时间 4.5 h,失血量 1900 ml,尿量 370 ml;输液总量共 3800 ml,其中红细胞 400 ml,血浆 800 ml,平衡盐 1500 ml,自体血 800 ml。术中阻断肝门时及开放后 15 min 血压降低 90/45 mmHg 左右,使用去甲肾上腺素 0.1~0.3 μg/(kg·min)维持血压,术后患者带气管插管转入。

转入 ICU 时,患者麻醉未醒,HR:127 次/分,ABP:87/49mmHg;呼吸机辅助呼吸,呼吸机参数:双水平气道正压(bi-phasic positive airway pressure,BIPAP)模式,氧合指数(arterial partial pressure of oxygen/fraction of inspired oxygen,PaO_2/FiO_2):0.4,PC:12 cmH_2O,呼气末正压通气(positive end expiratory pressure,PEEP):5 cmH_2O,呼吸频率(respiratory rate,RR):12 次/分。

转入 ICU 后治疗方案:中心静脉压(central venous pressure,CVP)1 cmH_2O,少尿,给予液体复苏+去甲肾上腺素维持血压,感染预防。

约 60 min 后,呼唤患者开始出现睁眼,随即紧咬气管插管,手脚挣扎,不可准确应答。HR:155 次/分,BP:157/65 mmHg,呼吸(respiration,R):28 次/分,脉搏血氧饱和度(saturation of pulse oxygen,SpO_2):98%~100%。

【问题一】　此刻 ICU 医师应该做什么?

A. 呼唤患者姓名,帮助恢复定向力

B. 约束患者

C. 咪唑安定镇静

D. 疼痛评估

【正确答案】　D

【解析】　ICU 的术后患者早期仍处于麻醉苏醒期,手术和麻醉结束后,静脉麻醉药物及吸入麻醉药物未完全代谢,患者开始苏醒时感知到伤口疼痛,但由于存在气管插管,不能通过言语表达,同时由于经口气管插管的强烈不适、疼痛,往往会导致患者出现躁动和交感神经系统应激,心率加快及心律失常、血压骤然升高、意外拔除身上各种管路、挣扎、误吸、摔落病床,甚至危及生命。因此,进入 ICU 的术后患者,出现上述症状时应首先考虑为苏醒期的躁动,立即进行相关评估。

【问题二】　以下哪些为疼痛评估方法?(多选)

A. CAM-ICU

B. BPS

C. SAS

D. CPOT

E. Ramsay

F. NRS

【正确答案】　BDE

【问题三】　对于麻醉苏醒期躁动的患者采用哪种疼痛评估工具?(多选)

A. NRS

B. CPOT

C. BPS

D. SAS

【正确答案】　BC

【解析】　疼痛评分分可交流、不可交流患者,可交流患者常用 NRS,不可交流患者常用 CPOT、BPS。由于该患者麻醉苏醒期处于躁动状态,不能有效交流,不能主观表达疼痛的强度。采用不可交流的 CPOT、BPS 能较好反映疼痛情况。

【问题四】　若给予患者镇痛治疗,以下哪个药物较为恰当?

A. 吗啡

B. 芬太尼

C. 氟比洛芬

D. 哌替啶

【正确答案】　B

【解析】　临床中应用的阿片类药物多为相对选择 μ 受体激动药。但某些作用,如组胺释放,用药后峰值效应时间,作用持续时间等存在较大的差异,所以应根据患者特点考虑选择药物。阿片类药物的不良反应主要是引起呼吸抑制、血压下降和胃肠蠕动减弱,在老年人尤其明显。

治疗剂量的吗啡对血容量正常患者的心血管系统一般无明显影响。对低血容量患者则容易发生低血压,芬太尼具有强效镇痛效应,对循环的抑制较吗啡轻,但由于其清除半衰期(T1/2β)较长,重复用药后可导致明显的蓄积和延时效应。哌替啶(度冷丁)和单胺氧化酶抑制剂合用,可出现严重不良反应,且其代谢产物甲基度冷丁半衰期显著延长,造成肝蓄积损害,不宜重复大量应用;所以在 ICU 镇静不推荐使用哌替啶。

非甾体类抗炎镇痛药(nonsteriodalantiinflammatory drugs,NSAIDs)对肝功能衰竭的患者易产生肝毒性,应予警惕;其主要不良反应,包括胃肠道出血、血小板抑制后继发出血和肾功能不全。在低血容量或低灌注患者、老年人和既往有肾功能不全的患者,更易引发肾功能损害。

治疗经过:给予患者芬太尼镇痛后,患者安静,约 1 h 后患者逐渐开始挣扎,再出现咬管,HR 145 次/分,ABP 175/89mmHg。

【问题五】　此时应该给予的治疗是以下哪项?

A. 加大芬太尼剂量

B. 静脉使用降压药物

C. 镇静评估、治疗

D. 给予降低心率药物控制心率

【正确答案】　C

【问题六】　以下哪些为镇静评估方法?（多选）

A. RASS

B. SAS

C. Ramsay

D. BPS

E. CPOT

F. NRS

【正确答案】　ABC

【问题七】 对于 ICU 患者,国内外指南推荐采用哪种镇静评估工具?(多选)

A. RASS

B. BIS

C. Ramsay

D. SAS

【正确答案】 AD

【解析】 国内外主流的镇静评估方式仍采用主观性评分系统,评估量表需易于评估和记录,有助于镇静程度的准确判断并指导治疗,要求简单、准确、相对客观易重复,常用的有 Ramsay 评分、Richmond 镇静-躁动评分(Richmond agitation-sedation scale,RASS)、Riker 镇静-躁动评分(Sedation-agitation scale,SAS)。目前更多指南建议使用客观性较好的 RASS 和 SAS 评分。

【问题八】 控制该患者的急性躁动,初始的药物选择是?

A. 咪达唑仑

B. 丙泊酚

C. 地西泮

D. 右美托咪啶

【正确答案】 B

【解析】 目前 ICU 最常用的镇静药物为苯二氮䓬类、丙泊酚、右美托咪啶。苯二氮䓬类通过与中枢神经系统内 GABA 受体的相互作用,产生剂量相关的催眠、抗焦虑和顺行性遗忘作用;老年患者、肝肾功能受损者药物清除减慢,肝酶抑制剂亦影响药物的代谢。故用药上须按个体化原则进行调整。丙泊酚起效快,作用时间短,撤药后迅速清醒,且镇静深度呈剂量依赖性,镇静深度容易控制。右美托咪啶是 α2 受体激动药,同时具有镇静、镇痛作用,但不适用于控制急性躁动。

治疗经过:给予患者丙泊酚 50 mg,静脉注射,患者血压即刻下降至 79/45 mmHg,HR 117 次/分。

【问题九】 此时考虑可能的原因包括什么?(多选)

A. 低血容量性休克

B. 分布性休克

C. 心源性休克

D. 梗阻性休克

【正确答案】 AB

【问题十】 此时治疗措施应包含?（多选）

A. 血管活性药物

B. 扩容治疗

C. 强心药物治疗

D. 停用镇静药

【正确答案】 AB

【解析】 该患者出现低血压有 2 方面的原因：①全身麻醉结束后短时间，静脉麻醉药物及吸入麻醉药物未完全代谢排出，其对机体的交感神经代偿反应阻断作用未恢复，因此外周血管的张力仍处于低下状态，因此有麻醉后效应的"分布性休克"存在；②由于术中出血量较大，患者实际仍有低血容量，镇静药使用后血管扩张加剧了低血容量的症状，因此血压降低，此时需要加快液体治疗，同时，由于血管张力低下，需要继续使用血管活性药物提高血管张力，避免一味加快输液速度造成心脏负担加重，引发治疗的再损伤。

治疗经过：经过容量补充及小剂量去甲肾上腺素维持，患者血压逐渐回升至 115/56 mmHg，持续静脉泵注丙泊酚 100 mg/h＋芬太尼 50 μg/h，4 h 后：HR 72 次/分，自主呼吸减弱，仅呈现呼吸机指令通气，12 次/分，RASS 镇静评分为－5 分，CPOT 疼痛评分为 0 分。

【问题十一】 此时应该如何调整治疗方案?

A. 维持镇静剂量

B. 增加镇静剂量

C. 降低镇静剂量

【正确答案】 C

【解析】 镇痛、镇静药物可以抑制脑干网状结构上行激动系统，减轻交感神经系统应激反应，但却失去了中枢神经系统的自我调节代偿，甚至抑制循环、呼吸而危及生命。因此，镇痛、镇静治疗必须"适度"，而"适度"的关键在于要进行有效的生命体征监测和疼痛与意识状态评估。指南推荐患者应尽可能保持浅镇静状态，因此应降低镇静剂使用剂量。

治疗经过:降低丙泊酚剂量至 50 mg/h,约 3 h 后患者的 RASS 镇静评分为 −2 分,CPOT 疼痛评分为 0 分。第 2 天早上 10:00 吸痰后患者突发烦躁,不耐受气管插管,挣扎,护士询问患者时不能正确示意所提问题。

【问题十二】 考虑患者可能存在的问题?

A. 肝昏迷早期

B. 急性脑梗死

C. 谵妄

D. 镇静药物代谢不全

【正确答案】 C

【问题十三】 使用什么方法进行评估?（多选)

A. ICDSC

B. CAM-ICU

C. RASS

D. SAS

【正确答案】 AB

【解析】 谵妄是由于各种躯体或精神应激所导致的一过性的急性脑损伤,表现为同时合并出现的意识障碍与认知障碍。患者高龄,既往多年糖尿病、高血压病史,围术期曾有一过性缺血低灌注事件,且接受苯二氮䓬类镇静药物治疗,这些都是谵妄发生的高危因素;因此,一旦出现不同于术前的意识和认知功能变化,即应警惕谵妄的发生。谵妄的诊断,包括意识状态和认知状态。谵妄实际上是急性脑损伤的一过性临床表现,临床上可表现为躁动、缄默或躁动/缄默混合 3 种形式,其中躁动仅占一小部分(＜20％),大多数为缄默型。若患者昏迷,则无法进一步判断其认知状态,因此首先要对患者进行 RASS 评分,RASS＞−3 的患者继续接受认知功能评测。目前常用的认知功能评价工具为:ICU 意识紊乱评估法(confusion assessment method for the ICU,CAM-ICU)和重症监护谵妄筛查表(intensive care delirium screening scale,ICDSC)。

【问题十四】 CAM-ICU 评分:谵妄阳性,此时联合哪种药物进行治疗?

A. 劳拉西泮

B. 咪达唑仑

C. 右美托咪定

D. 地西泮

【正确答案】 C

【解析】 谵妄目前无特效药物,应重在初始预防,祛除或减少各种导致谵妄的因素:包括改善有效循环与各器官灌注,停止或减少镇静药物输注,可改用非作用于网状结构上行激动系统脑组织 GABA 受体的药物,右美托咪定是近年来研发上市的一种选择性 α2 受体激动药,可以通过与 α2 受体的竞争结合,抑制中枢和外周儿茶酚胺的释放,减轻交感神经系统的应激状态,该药不与网状结构上行激动系统的 GABA 受体结合,竞争性拮抗儿茶酚胺,与镇痛、镇静药物联用而产生良好的协同作用。

治疗经过:加用右美托咪啶 $0.07\ \mu g/(kg \cdot min)$ 持续泵注,患者逐渐安静:CPOT=1,RASS=−2。

【问题十五】 在药物治疗之外,还需要重视哪些非药物性治疗?(多选)

A. 改善睡眠

B. 减少物理约束

C. 早期活动

D. 人文关怀

【正确答案】 ABCD

【解析】 非药物措施既经济又安全,应该从开始列入治疗清单,将人文关怀、减少物理约束、改善睡眠、早期活动作为 ICU 日常工作的一部分,往往达到事半功倍的效果,可减少镇静药物的剂量及相关的不良作用。

治疗经过:医护人员对患者进行安抚后,患者表示能够配合治疗,护士在密切观察的情况下减少约束带使用,当天夜间将床单元的灯光进行调整,减轻治疗干预,患者夜间安睡约 4 h,第 3 天上午通过 SBT,顺利拔管后转出 ICU。

学习培训及学分申请办法

一、《国家级继续医学教育项目教材》经国家卫生和计划生育委员会（现更名为国家卫生健康委员会）科教司、全国继续医学教育委员会批准，由全国继续医学教育委员会、中华医学会联合主办，中华医学电子音像出版社编辑出版，面向全国医学领域不同学科、不同专业的临床医生，专门用于继续医学教育培训。

二、学员学习教材后，在规定时间（自出版日期起1年）内可向本教材编委会申请继续医学教育Ⅱ类学分证书，具体办法如下：

方法一：PC激活

1. 访问"中华医学教育在线"网站 cmeonline.cma-cmc.com.cn，注册、登录。

2. 点击首页右侧"图书答题"按钮，或个人中心"线下图书"按钮。

3. 刮开本书封底防伪标涂层，输入序号激活图书。

4. 在个人中心"我的课程"栏目下，找到本书，按步骤进行考核，成绩必须合格才能申请证书。

5. 在"我的课程"—"已经完成"，或"申请证书"栏目下，申请证书。

方法二：手机激活

1. 微信扫描二维码 关注"中华医学教育在线"官方微信并注册。

2. 点开个人中心"图书激活"，刮开本书封底防伪标涂层，输入序号激活图书。

3. 在个人中心"我的课程"栏目下，找到本书，按步骤进行考核，成绩必须合格才能申请证书。

4. 登录PC端网站，在"我的课程"—"已经完成"，或"申请证书"栏目下，申请证书。

三、证书查询

在PC端首页右上方帮助中心"查询证书"中输入姓名和课程名称进行查询。

《国家级继续医学教育项目教材》编委会